JST 积水潭关节外科教程

初次人工髋关节置换术

Principles of Primary Total Hip Arthroplasty

主　编　周一新　唐　竞

编　者　（以姓氏笔画为序）

及松洁　刘　庆　杨德金

张　亮　邵宏翊　周一新

周报春　柳　剑　唐　竞

唐　浩

科学出版社

北京

内 容 简 介

初次人工髋关节置换术是关节外科最常见的手术之一，做好初次手术至关重要。本书编写采取递进的方式逐一讲述人工髋关节置换术的基础知识、手术技术、术前准备、如何摆脱初次人工髋关节置换术中的困境以及复杂初次人工髋关节置换术，重点阐述当前初次人工髋关节置换术中的常见问题及细节问题。髋关节置换手术的精准程度和手术细节直接相关，本书力求实用，以简单明了的语言，配合图片和解说，为读者提供实际的帮助，从而提高手术质量。

本书适合关节外科医师、高年资进修医师参考学习，也可作为低年资住院医师及相关专业医学生的辅助用书。

图书在版编目（CIP）数据

初次人工髋关节置换术 / 周一新，唐竞主编 . —北京 : 科学出版社，2019.3
积水潭关节外科教程
ISBN 978-7-03-060617-4

Ⅰ . 初…　Ⅱ .①周…②唐…　Ⅲ . 人工关节—髋关节—移植术（医学）—教材　Ⅳ .R687.4

中国版本图书馆 CIP 数据核字 (2019) 第 034818 号

责任编辑：肖　芳 / 责任校对：张林红
责任印制：李　彤 / 封面设计：吴朝洪

科 学 出 版 社 出版
北京东黄城根北街 16 号
邮政编码：100717
http://www.sciencep.com
北京中科印刷有限公司印刷
科学出版社发行　各地新华书店经销

*

2019 年 3 月第 一 版　开本：787 × 1092　1/16
2023 年 4 月第四次印刷　印张：8 1/2
字数：150 000

定价：85.00 元
（如有印装质量问题，我社负责调换）

主编简介

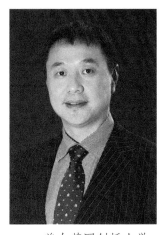

　　周一新　男，主任医师。北京积水潭医院矫形骨科主任，北京大学医学部教授、博士生导师。目前担任中华医学会骨科委员会关节学组委员；国际髋关节学会（IHS)委员，康复医学会骨与关节及风湿病委员会副主任委员、青年委员会主任委员；中国老年医学会骨与关节分会关节委员会主任委员；国际人工关节技术学会(ISTA)常务理事；国际骨与关节感染学会9MSIS)委员；SICOT骨与关节感染委员会创始委员。

　　曾在英国剑桥大学、美国哈佛大学Brigham & Women's医院和麻省总医院进修人工关节外科学。承担国家自然科学基金"伸膝装置对膝关节高屈曲的限制作用"和北京市科委重大项目"人工关节置换的疗效、安全性及效率的研究"等多项重大课题。入选北京市高层次卫生人才"215"工程和北京市新世纪百千万市级人才。并参与设计了多款人工髋关节和膝关节系统及人工关节的辅助系统。是A3人工膝关节系统的主要设计者之一，也是中国髋（China Hip）人工髋关节系统主要设计者之一，还是跨国公司强生(Johnson & Johnson)、施乐辉(Smith & Nephew) 新一代人工髋关节（Orion）和人工膝关节(PSKI)及Anthem膝关节系统的设计者之一。在JBJS、CORR、JOA等国际顶级杂志发表学术论文近30篇，在国内核心期刊发表文章100余篇，主编有《人工膝关节翻修术》《部分膝关节置换术》等专著5部，参与编写专著9部，其中*The knee: a comprehensive review*由World Scientific出版公司出版。获得国家发明专利4项，以及北京市科技新星、北京市卫生系统青年岗位能手、全国青联委员、北京"五四"奖章等多项荣誉。

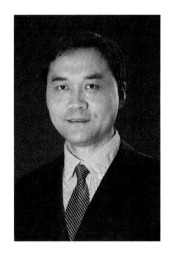

唐 竞 男，副主任医师。北京积水潭医院矫形骨科副主任医师，北京大学医学部副教授。目前担任中国医师协会会员，中国骨科医师协会会员，民盟北京市委第十一届医疗卫生委员会委员，民盟第十二届中央委员会卫生与健康委员会委员。

曾先后在新加坡中央医院、美国匹兹堡大学医学中心研修髋膝人工关节置换手术技术和相关研究。2011～2012年在美国匹兹堡大学医学中心做高级访问学者，同时获得博士后学位。主持首都医学科研发展基金项目1项，主持留学人员科技活动项目择优资助项目1项，作为第二负责人参加国家自然科学基金项目2项。在关节外科领域发表论文10余篇，其中SCI收录2篇。参与美国国家级科研项目2项，研究成果入选2013年美国ORS会议演讲交流，并在国外著名骨科期刊发表。曾先后应邀赴美国、加拿大、英国、德国、日本等著名关节外科中心交流学习。从2006年开始曾多次完成COA会议的现场口译工作。目前在国内作为高级讲师参加多次大型骨科会议，并做学术演讲和授课。曾获《中国矫形外科杂志》青年科技创新优秀论文奖，北京市民盟组织成立70周年社会服务先进个人称号，民盟北京市委社会服务工作先进个人称号。

前　言

全髋关节置换术（total hip arthroplasty, THA）无疑是疗效最确切且性价比最高的术式之一。从缓解疼痛和重建髋关节功能的角度来看，尚没有任何其他术式可以与其匹敌。经过数十年，尤其是近20年的发展，人们对髋关节疾病本身及人工髋关节的失败模式都有了更深刻的认识，在假体几何外形的设计、金属表面涂层、关节面材料的强度及耐磨程度、外科技术等方面都取得了长足的进步。

可以说，今天施行的全髋关节置换术，已不同于早年间的全髋关节置换术。人们对全髋关节置换术的期待已经不再局限于缓解疼痛和恢复关节功能，而是使患者完全没有不适感，拥有完全的活动度和完全的运动能力，甚至可以完全忽略乃至真正忘却髋关节曾经经历过手术，这已经在相当一部分患者身上实现。对大多数患者而言，第一次全髋关节置换即是最后一次全髋关节置换也不再是奢望。

然而，人工髋关节置换术仍然会面临失败，如感染、假体周围骨折、假体松动等使一部分全髋关节置换患者仍然面临实施翻修术的风险。即使无须翻修，也有部分髋关节置换术后的患者饱受疼痛、髋关节无力、双下肢不等长等问题的困扰。为提升全髋关节置换术的疗效和安全性，避免相关的并发症，就需要术者全面深刻理解和践行THA的相关原则，合理准确地运用相关手术技术。

本书由矫形骨科中青年专家编写，他们都活跃在临床一线，具有深厚的理论基础。秉承"全髋关节置换术的主旨"，尽其所能呈现与临床相关的、中立及贴合临床的知识和技能。

本书的内容采用递进的方式呈现了人工髋关节置换术的基本知识、人工髋关节置换术的基本技术、特定疾病的全髋关节置换术三大部分内容。文字力求简洁，同时采用大量照片与线条图使各章内容更加浅显易懂。我们期待本书能成为关节外科医师，尤其是中青年医师和相关专业研究生的常用参考书。

由于作者水平所限，书中不足之处，敬请读者批评指正。并借此机会，感谢科学出版社编辑老师，没有他们的邀约、鼓励与辛勤劳动，此书不能付梓，同时也感谢我的同事唐竞主任在本书编写和组织过程中付出的艰巨劳动。

北京积水潭医院矫形骨科主任

周一新

2019年3月

目　录

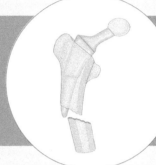

Chapter 1

第 1 章

人工髋关节置换术的
基础知识（基本原则）

第一节　骨水泥型股骨假体和骨水泥技术

本节要点

· 骨水泥不是一种黏合剂，其固定是通过交联作用产生的。
· 骨水泥假体是一种复合结构，通过三层结构（金属、骨水泥和骨）和两个界面（金属-骨水泥、骨水泥-骨）传导体重。

　　由于采用良好骨水泥技术固定的股骨柄临床效果优异，一直被作为髋关节置换术的金标准。早在20世纪60年代，英国爵士Charnley医师在临床实践中应用了低磨损髋关节及高抛光骨水泥柄，取得了良好的临床效果，其他骨水泥柄的应用结果也支持在髋关节置换术中应用骨水泥固定技术。

　　自20世纪50年代开始骨水泥的化学成分就没有实质的变化。但是，在过去的30年中，对骨水泥固定原理的理解、骨水泥混合技术、应用方式、加压、假体材料和假体设计等方面都取得了进步，从而提高了骨水泥固定的临床疗效。良好的骨水泥技术是保障骨水泥型股骨柄长期使用的关键，不好的骨水泥技术往往只能得到临时固定，一般短期内就会出现假体松动、下沉而导致手术失败（图1-1）。

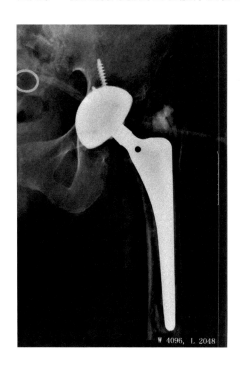

图1-1　**股骨侧骨水泥壳断裂，假体松动、下沉**
患者因疼痛和明显的不稳定感觉导致不能行走。疼痛症状出现在术后2年，非手术治疗观察4年后翻修，由于病程较长，股骨皮质变薄和膨胀性改变，股骨假体明显下沉移位

骨水泥技术的进步也被证明有效提高了临床疗效，这些技术包括：准备股骨髓腔减少界面出血、仔细的冲洗、应用真空搅拌减少骨水泥孔隙率、应用骨水泥远端塞、预加热骨水泥柄和骨水泥、应用骨水泥枪逆行灌注骨水泥并加压、应用中置器、应用可增加髓腔压力的股骨柄形态、将骨水泥加压入骨松质等。这些技术都非常重要，进一步提高了骨水泥固定的效果。

另一些技术由于效果不理想而被抛弃，包括应用低温下就可凝固的骨水泥、股骨柄表面涂层或毛糙化。这些技术由于已被证明影响了假体的固定效果和远期使用时间而被放弃了。

与非骨水泥股骨柄不同，现代骨水泥柄具有众多优势：骨水泥柄具有通用性、效果持久、不用考虑疾病的诊断、股骨近端形态、前倾角或骨的质量等。骨水泥可以与抗生素混合应用，对于有感染病史的患者及感染的高危人群都很适合。术中股骨骨折及术后大腿痛的发生率都非常低，生存率更是远超非骨水泥股骨柄。但是，对于超重的年轻男性患者，骨水泥柄的失败率会升高。

一、骨水泥固定的聚合作用和原理

在聚合过程中，骨水泥的黏度逐渐升高直至固化，聚合作用同时伴随着体积减小（体积约缩小5%）、温度上升、释放未聚合的单体。一些学者推测骨水泥聚合中的这些伴随现象可能导致骨坏死、中毒及松动。但是，骨水泥假体成功的长期生存及放射学表现使这些担忧不攻自破。而且，聚合作用在体内产生的温度要低于胶原变性的温度。由于手术室的温度、冲洗、金属传导的热量，以及血液循环带走了部分热量，使得骨水泥聚合作用在体内和体外试验产生了差异。

骨水泥不是一种黏合剂，固定依靠交联。骨水泥假体是一种复合结构，通过三层结构（金属、骨水泥和骨）和两个界面（金属-骨水泥、骨水泥-骨）传导体重。应力传导由多种因素决定，这些因素包括：骨水泥-金属和骨水泥-骨界面、股骨柄的几何形态、结构特点、患者的体重和活动水平。

二、术前计划

要做好术前计划，首先要获取标准的髋关节正侧位片，正位片应包含双侧髋关节，球管对准耻骨联合。患者平躺于床上，双侧髋关节内旋10°～15°以消除股骨前倾角的影响，确保取得准确的股骨颈影像。如果摄片时髋关节处于外旋位，则股骨颈长度和偏心距都会小于实际情况。

假设球管距离台面1m远，片盒在台面下5cm，则X线片的放大率为120% ± 6%（两个标准差）。放大率与骨盆和片盒之间的距离成正比例，因此肥胖的患者骨盆距离片盒较远，X线的放大率就较大；瘦弱的患者骨盆距离片盒较近，X线的放大率就较小。如果需要精确计算放大率，则需要在髋关节水平放置标记物，通过计算来得到准确的放大率。

股骨的模板测量可以帮助医师预测假体在髓腔中的力线和固定方式，重建股骨偏心距，取得理想的肢体长度。当确定了假体柄相对于旋转中心的高度后，就可以确定假体的大小，骨水泥型假体的模板也标示出2mm的骨水泥厚度。

在模板测量时，应用模板替代股骨近端或远端可以模拟出假体的角度和肢体长度。近端开口相对于梨状窝的位置，也可以通过正侧位片进行标识，这样可以有效避免假体力线不良。假体的偏心距也需通过模板测量来确定，如果测量中股骨头中心落在了髋臼中心的外侧，则手术后髋关节偏心距减小，张力变低；如果股骨头中心落在了髋臼中心的内侧，则手术后髋关节偏心距增大，张力变高。大多数测量应该能够重建患肢的偏心距。如果患侧肢体摄片时处于外旋位，则可通过健侧肢体来进行测量，估算偏心距。

模板测量时应该以标准的股骨颈长度进行设计，术中根据情况应用加头或者减头再进行调整。

当股骨假体的高度和偏心距确定后，就可以标示出新的股骨头中心位置，以及股骨颈截骨的高度和角度。根据模板上的标尺就可以确定截骨线位于股骨小粗隆上方的相对高度。测量假体与股骨距内侧的距离有助于术中判断假体的力线，避免内外翻。

根据作者的经验，通过模板测量可以预测99.2%的假体大小和位置，这样可以让手术更为流畅，提高手术效率。

三、预加热股骨柄和骨水泥

术前计划可以让我们预测股骨柄的型号，将预测型号及与其紧邻的一个大号和一个小号股骨柄进行预加热是可以实现的。在手术室附近的暖箱中将其加热到44℃有利于降低骨水泥的孔隙率，尤其是在骨水泥-金属界面；加热还可以将骨水泥的硬化时间降低到6min而不影响骨水泥的质量。在骨水泥柄插入骨水泥后一般需要12～13min水泥才会完全干燥，预加热后这一时间降低了6～7min。在装入假体时，肢体常处于极度屈曲旋转的位置，股静脉处于扭转闭塞的状态，这一位置可以导致静脉血淤滞，血管内皮损伤，造成血小板聚集同时诱发凝血反应。减少这一姿势的时间，可以降低血栓的风险。降低骨水泥聚合的时间还可以降低股骨柄在骨水泥凝固过程中无意间移动的可能性。一个医师每做100个髋关节置换术就可以从骨水泥凝固的时间中节省出10h。

当然，预加热假体和骨水泥需要医师具有良好配合的团队，确保在骨水泥干燥前完成各项操作。可靠、高效、技术熟练的团队是采用此项技术的前提。一开始，医师可以尝试将预加热温度调整到38～40℃，当团队对这一过程非常熟悉后，可以将预加热温度提高到44℃。

四、手术技术要点

任何髋关节入路都可以应用骨水泥型股骨柄，可根据术者的习惯和偏好选用。要充分显露股骨近端，不要过分追求小切口。如果髋关节置换术中器械反复挤压牵拉皮肤，可能将皮肤上的细菌带入髓腔；如果对肌肉过分牵拉，则增加异位骨化的风险。在股骨近端的显露中，要能够暴露出小粗隆上端、梨状窝，要保护好臀中肌。应用开口器开髓时要根据髓腔的形态决定，一般开髓位于股骨近端开口的后外侧，同时注意开口的前倾角，遇到髓腔硬化的情况可以考虑用磨钻协助开髓。作者习惯在开髓后应用髓腔锉直接准备扩髓腔，将骨松质更好地保留并压实于四壁。髓腔锉的手感也很重要，它可以帮助印证术前设计的假体型号，并根据手感进行相应调整。

假体型号选择好后可以选择中置器，要选择可以顺利放置到髓腔相应位置的最大号中置器。接着要在髓腔内放入远端塞，远端塞一般位于假体尖端以远1～2cm。放入远端塞前一定要清洁和干燥髓腔，放入的过程要缓慢。如果髓腔冲洗干燥不完全或放入远端塞过快，则可能将促凝血物质和空气带入血液循环，从而造成心肺并发症。放入远端塞后应测试其稳定性，确保在骨水泥注入、加压、假体置入过程中远端塞不会移动。如果测试发现远端塞不够稳定，比较松弛容易拔出，应该更换更大一号的远端塞。如果股骨峡部靠近近端，远端塞通过近端后无法获得稳定，可以经皮在远端塞远端临时打入一枚克氏针阻挡远端塞移动，待加压完毕后再取出克氏针。

股骨髓腔需要经过反复的脉冲冲洗和干燥，尽可能去除骨松质屑、血块和骨髓。下肢处于极度屈曲内旋位时，血管扭曲，如果再配合低压麻醉技术，则可以保持髓腔干净和无血状态。值得注意的是，髓腔刷可能在刷洗髓腔时导致骨松质丢失，应用纱布干燥后在取出纱布时可能将纱布线遗留在髓腔内，这些情况需要适当注意避免发生。

　　真空搅拌和预加热骨水泥后就可以将骨水泥加压注入髓腔。笔者喜欢应用大拇指而不是橡皮塞来堵住髓腔口帮助骨水泥加压，可以更好地控制髓腔压力。股骨置入要缓慢，保持力线及前倾不变，同时还要用拇指来堵住髓腔入口，协助加压。锥形柄的加压效果要优于圆柱形柄，因为锥形柄相对较大的近端可以起到阻挡骨水泥溢出的作用。当股骨柄被置入到预定位置时，要给予轻微压力保持力线和前倾不变，直至骨水泥固化。良好的骨水泥技术对于假体的长期使用非常重要。X线片表现为假体周围均匀一致的白化，骨水泥充填良好，假体和骨皮质之间至少有2mm的骨水泥充填厚度；假体中立，假体远端和远端塞之间有骨水泥充填（图1-2）。组配的股骨头应该放在清洁干燥的锥度上，如果股骨颈锥度上有血或冲洗液，可能导致锥度腐蚀。

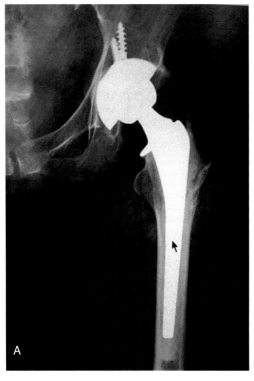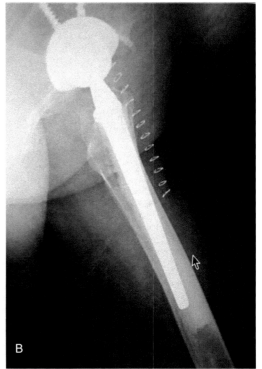

图1-2　骨水泥全髋关节置换术后正侧位X线片
骨水泥填充良好，假体周围均匀一致的白化，假体中立

五、高抛光骨水泥柄与粗糙表面骨水泥柄的选择

　　目前存在的骨水泥柄分为两大类。一类是高抛光、双锥形对称形态、无领、不锈钢柄；另一类是表面粗糙、不规则几何形态、有领、钴铬钼柄。两者的固定理念

不同：前者通过锥度将应力从假体传导到骨，采用的动态稳定理念，假体与骨水泥界面无交联可以相对移动，骨水泥与骨的交联界面由此得到了保护；后者希望通过粗糙的表面使得假体与骨水泥产生广泛交联，采用牢固固定的理念，不允许假体与骨水泥间产生微动，应力通过假体与骨的交联界面，使得该界面承受较为强大的应力。

笔者认为，高抛光柄允许假体与骨水泥界面的微动，可以有效的分散过多的应力，间接保护了骨水泥–骨的交联界面。与之相反，当骨水泥–假体界面通过粗糙表面或涂层取得牢固固定后，更大的扭转和轴向应力将会传导至骨水泥–骨界面，从而造成该界面的微动，最终导致松动。尤其当骨水泥–骨界面的交联不完全时，这一作用将更明显。因此，笔者推荐应用高抛光、无领、锥形不锈钢柄。

（柳　剑）

参考文献

Bedard NA, Callaghan JJ, Stell MD, et al. 2015. Systematic review of literature of cemented femoral components: what is the durability at minimum 20 years followup? Clin Orthop Relat Res, 473(2): 563–571.

Caton J, Prudhon JL, 2011. Over 25 years survival after Charnley's total hip arthroplasty. International Orthopaedics, 35(2): 185–188.

Charnley J, 2010. The classic: The bonding of prostheses to bone by cement. 1964. Clin Orthop Relat Res, 468(12): 3149–3159.

Firestone DE, Callaghan JJ, Liu SS, et al. 2007. Total hip arthroplasty with a cemented, polished, collared femoral stem and a cementless acetabular component. A follow-up study at a minimum of ten years. J Bone Joint Surg Am,89(1):126–132.

Gergely RC, Toohey S, Jones E, et al. 2016. Towards the optimization of the preparation procedures of PMMA bone cement. J Orthop Res, 34(6): 915–923.

Harkess JW, Crockarell JR, 2012. Femoral components Campbell's operative orthopaedics (12th ed) Volume I Chapter3; Arthroplasty of the hip: 163–172.

Harris WH, Sledge CB, 1990. Total hip and total knee replacement. N Engl J Med, 323:725–731.

Illingworth KD, Mihalko WM, Parvizi J, et al. 2013. How to minimize infection and thereby maximize patient outcomes in total joint arthroplasty: a multicenter approach: AAOS exhibit selection. J Bone Joint Surg Am, 95(8): e50.

Learmonth ID, Young C, Rorabeck C, 2007. The operation of the century: total hip replacement. The Lancet, 370(9597): 1508–1519.

Madrala A, Nuno N, Bureau MN, 2010. Does stem preheating have a beneficial effect on PMMA bulk porosity in cemented THA? J Biomed Mater Res B Appl Biomater, 95(1): 1–8.

Vaishya R, Chauhan M, Vaish A, 2013. Bone cement. J Clin Orthop Trauma, 4(4): 157–163.

Wang J, Zhu C, Cheng T, et al. 2013. A systematic review and meta-analysis of antibiotic-impregnated bone cement use in primary total hip or knee arthroplasty. PLoS One, 8(12): e82745.

Webb JC, Spencer RF, 2007. The role of polymethylmethacrylate bone cement in modern orthopaedic surgery. J Bone Joint Surg [Br], 89-B:851-857.

Whitehouse MR, Atual NS, Pabbruwe M, et al. 2014. Osteonecrosis with the use of polymethylmethacrylate cement for hip replacement: thermal-induced damage evidenced in vivo by decreased osteocyte viability. Eur Cell Mater, 27: 50-62.

第二节　生物固定型股骨柄假体

本节要点

· 由于生物固定型股骨假体操作简便、操作时间缩短、远期固定效果良好等原因，近年来得到了极大发展。

· 假体材料、形状设计，以及涂层的进步，使得生物固定型股骨假体被广泛使用。

全髋关节置换术是现代骨科学的最伟大成就之一，设计和置入良好的假体其远期生存率令人满意。但是，随着人类寿命的延长，患者对生活质量和运动量的要求提高，如何进一步提高全髋关节置换术的疗效仍然是个巨大的挑战。

早期全髋关节的股骨柄采用骨水泥固定。至20世纪70年代，随着假体松动和骨丢失问题的逐渐出现，特别是在年轻、活动量大的患者中更为突出，骨科医师开始寻求骨水泥固定以外的新的固定方式，萌生了想把假体直接固定在骨骼上的尝试，于是在20世纪80年代开始大量使用非骨水泥固定的股骨柄。

近二三十年来，随着研究的不断深入，非骨水泥股骨柄的金属材料、形态设计和表面涂层的理念经历了多次变革，相应产生了一系列的股骨柄产品。至今，术者已可以通过选择不同材料和外形的股骨柄，尽可能获得确切固定、保留宿主骨量、复制髋关节解剖功能和生物力学的目的。

一、非骨水泥股骨柄的材料

早在19世纪初期，金属材料就开始被用于骨折固定。在合金出现以后，金属材料的特性得到很大提高，从此各种合金被广泛应用于骨科领域。目前，被应用于整个骨科领域的合金主要有铁合金（不锈钢）、钴基合金和钛合金。近年来，锆合金和钽合金也开始被使用。在关节置换领域被应用的合金主要是钴-铬-钼（Co-Cr-Mo）合金，以及钛（Ti）合金，如钛-铝-钒（Ti-6Al-4V）合金。在有的国家或地区，不锈钢材料也被广泛应用。这些合金在物理属性和机械属性上均有各自的优点，所以在人工关节领域均取得了很大成功。

（一）钴基合金（cobalt-based alloy）

钴基合金通常包括铬、钼、碳和少量其他元素，如镍、硅、铁，许多优良特性都使得这种合金在关节假体中具有重要地位，它具有高强度和高硬度（可抵抗表面形变）。在加工过程中，它能够快速的硬化，也就是说少量的弹性形变就能带来强度的大幅提高，这一属性使其具有较高的抗磨损能力，而且，其内碳化物的特殊分布和结构亦可增加其抗磨特性。这种合金的缺点在于加工塑形较困难。由于是惰性金属，钴基合金亦具有较强的抵抗氯化物侵蚀作用的特性。但钴-铬-钼合金的生物相容性不及钛合金，且弹性模量明显高于骨皮质和钛合金。

（二）钛合金（titanium-based alloy）

含钛生物材料中常使用纯钛或钛-铝-钒合金。纯钛材料的强度较低，不能用于制造承重较大的人工关节组件，一般仅用作多孔表面处理。Ti-6Al-4V合金是目前使用最多的钛合金。钛合金最突出的优良特性为高生物相容性；钛合金还有一个重要特性是其弹性模量明显低于Co-Cr-Mo合金和不锈钢材料，更加接近骨皮质，被认为可在假体与骨之间更好地传递应力，从而减少应力遮挡和骨吸收。而且钛合金表面能够与骨长入或骨长上表面涂层紧密结合，所以目前带锥度股骨柄大部分由Ti-6Al-4V合金制成。由于钛合金的耐磨性差，易产生第三体磨屑相关磨损，不适用于关节负重面。另外，钛合金的切迹敏感性较高，在假体未获得良好的支撑时容易碎裂。

（三）不锈钢（stainless steel）

不锈钢是以铁为基本元素的合金，可包含不同含量的铬、镍、钼、锰和碳元素。随着含碳量及含镍、锰元素多少的不同，其物理属性和抗侵蚀特性不同。在以前的人工关节中，曾广泛使用不锈钢，但主要由于其化学属性和抗负荷能力低于钴-铬-钼合金和钛合金，现今在大部分国家和地区有减少趋势。但是，随着新的不锈钢合金的出现，其抗腐蚀特性和传导负荷的能力有所提高，目前在欧洲尤其是英国，不锈钢人工关节产品仍有较大市场。

（四）锆和钽合金（zirconium and tantalum alloy）

锆（Zr）的性能与钛相似，在特定条件下进行热处理后，Zr合金表面氧化成

ZrO_2，具有很高的抗磨损和抗侵蚀作用。钽合金目前主要用于骨小梁金属（TM），由于其具有极好的生物相容性和骨长入特性，TM越来越多地被用于多孔表面处理。

二、非骨水泥股骨柄的外形设计

根据股骨柄位于骨干部分外形的不同，可以把非骨水泥股骨柄假体大致分为3种类型：解剖型、圆柱形和锥形。它们均通过与股骨髓腔直接紧密贴合来获得初始固定，并通过骨长入或骨长上机制来获得远期的稳定。

解剖型股骨柄，如PCA（porous coated anatomic）股骨柄（Howmedica，Rutherford，NJ），其外形与股骨髓腔形状相适应。自近端向远端，解剖型股骨柄在冠状面和矢状面上均呈不对称的锥形，且股骨颈具有一定的前倾。这种假体是通过假体与整个近端股骨髓腔的贴合来获得初始固定，并通过近端骨长入来获得远期稳定。由于与骨内膜广泛接触，这种假体存在骨内膜激惹、骨皮质过度增生等问题；且由于假体初始稳定性欠牢固，早期可能有微动和下沉，可导致骨长入不足。而且，PCA在设计之初由于担心多孔表面会导致应力上升，故未在假体近端全周进行多孔表面涂层，这就明显减低了骨长入的可能性和强度。由于应力传导不均及固定不牢靠，影像学检查显示骨吸收发生率较高。解剖型股骨柄术后大腿痛发生率比圆柱形和锥形股骨柄都要高，这种假体的大腿痛与假体下沉、骨皮质过度增生、柄远端骨硬化相关。

圆柱形远端股骨柄，如AML（anatomic medullary locking）股骨柄（DuPuy，Warsaw，IN），为适应干骺端髓腔解剖形态设计，近端约2/3表面有珠球烧结的广泛多孔骨长入表面涂层，远端1/3为无涂层的圆柱形。这种假体的影像学检查显示骨吸收发生率也较高，但仅发生在股骨近端（Gruen分区：1区和7区）。这种骨丢失主要原因在于广泛涂层形成骨长入后对假体近端股骨形成的明显应力遮挡。另有报道显示，圆柱形远端股骨柄由于远端对髓腔过度填塞和大面积接触，对骨皮质形成较大压力，其术后大腿痛发生率也较高，但略低于解剖型股骨柄。

锥形股骨柄的横径由近端向远端逐渐缩小（图1-3）。由于股骨髓腔存在一定弧度，锥形假体依靠3个点接触自我锁定的原理获得初始稳定性（图1-4，图1-5），并依靠表面涂层来获得长期稳定，中远期随访生存率不低于解剖型股骨柄和圆柱形股骨柄。一旦获得骨整合后，应力经由假体有梯度地逐渐向近端股骨传导，避免了近端的过度应力遮挡，从而减少了骨吸收的发生。而且，由于股骨柄远端尺寸变小，术后大腿痛发生率也明显降低（图1-6）。锥形股骨柄的远期固定依赖于近端的骨长入或骨长上，这种情况下，假体近端与宿主骨的广泛接触将有利于骨整合的发生。所以，当近端股骨髓腔形态为锥形时，锥形非骨水泥股骨柄的固定效果最好。

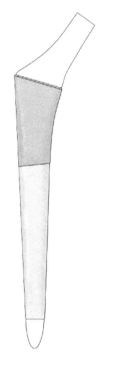

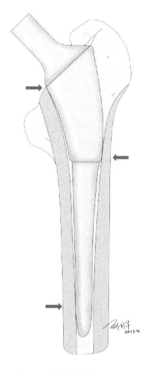

图1-3　锥形股骨柄

一般非骨水泥柄的设计是双锥形设计，即从正面和侧面看都是上大下小的锥形。近端微孔涂层、中段金刚砂粗糙面、远端子弹头设计防止应力集中、大腿痛

图1-4　生物固定股骨柄的三点固定原理

三点固定模式是非骨水泥柄的主要固定原理。近端内侧卡住股骨距（上方红色箭头），中段外侧肩部卡住大粗隆下方（中间红色箭头），远端内侧抵住股骨皮质（下方红色箭头）

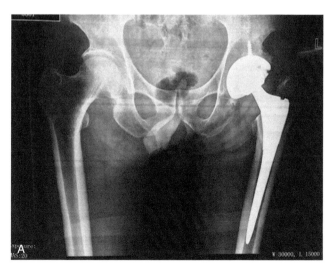

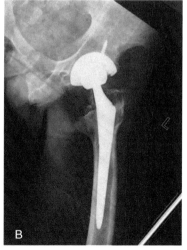

图1-5　术后正侧位X线片显示三点固定原理

一般三点固定牢靠后，假体很难移位或下沉。假体的近期固定依靠三点牢固的固定效果（A. 正位；B. 侧位），远期依靠近端微孔涂层的骨长入，得到长期的固定效果

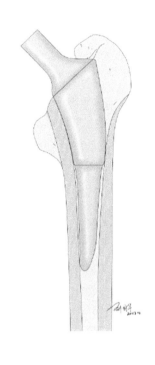

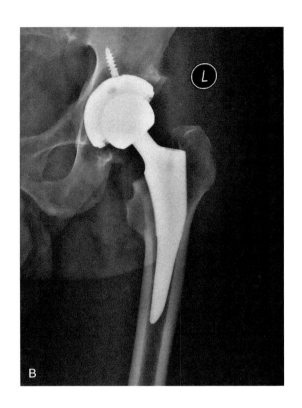

图1-6 短柄假体的固定模式

短柄假体固定模式也是三点固定，但更加依赖坚硬的股骨距和肩部牢固的接触（A），以防止假体下沉和抵抗扭转应力，并且有赖于良好的近端涂层，加快骨长入的速度。术后X线片显示假体和骨皮质的紧密接触，远端变细的尖端减少对股骨中远端的应力，防止大腿痛的发生（B）

　　根据Dorr分型，A型（香槟酒杯形）和B型（漏斗形）股骨适合使用锥形股骨柄，而C型（圆柱形）不适合使用锥形股骨柄。锥形的股骨近端髓腔与锥形的股骨柄紧密贴合，为后期假体近端与宿主骨广泛发生骨整合提供了更好的条件，可以更有梯度地传导应力，从而减少了应力遮挡。锥形股骨柄较为细小的远端不会对股骨形成过度填充和挤压，在近端骨整合发生后亦不起主要应力传导作用，故大大降低了术后大腿痛发生率。上述主要优势，使得锥形股骨柄假体成为目前主流的股骨柄设计形状。然而，实际上有多种非骨水泥股骨柄假体在世界范围内广泛使用，一般根据地区不同及医师的习惯倾向于选择不同的假体类型。选择的基本原则因人而异，以尊重患者本身髓腔形态，以及可以正确重建水平和垂直偏心距为基本原则。

　　毫无疑问，获得股骨柄的初始稳定性，对于增加骨与假体之间的长期固定效果是至关重要的。以上3种形状的股骨柄获得初始稳定性的原理不同。锥形股骨柄被打入股骨髓腔后，股骨的弹性回缩力对股骨柄形成环抱应力。股骨存在黏弹性特性，也就是弹性形变发生后，随着时间延长弹性回缩力会下降，所以当股骨最大限度地疏散应力后，就会建立一种平衡状态，锥形股骨柄轴向负荷就不会进一步改变。这种固定原理明显降低了大腿痛和应力遮挡的发生。而远端为解剖型或圆柱形的股骨柄，由于远端的固定作用，对近端产生了明显的应力遮挡，且对远端髓腔形成了较大的填充压力，术后假体远端局部骨应力集中易产生大腿痛。

另外，在侧面观上，锥形股骨柄也有锥形和非锥形之分。侧面观为非锥形，仅正面为锥形，称为2-D锥形柄；侧面和正面均为锥形，称为3-D锥形柄。加之，假体的横断面亦有方形、椭圆形、非对称型等，可将股骨柄按几何外形进行进一步分类（表1-1）。

表1-1　非骨水泥股骨柄的外形分类

远端外形	近端外形	描述
锥形	2-D 锥形	正面全长锥形，侧面全长非锥形；远端较细小
	3-D 锥形	正面、侧面均全长锥形；远端较细小
圆柱形	2-D 锥形	仅近端锥形；近端正面锥形，侧面非锥形；远端圆柱形
	3-D 锥形	仅近端锥形；近端正面、侧面均锥形；远端圆柱形
	解剖型	近端非对称锥形；远端圆柱形
解剖型	解剖型	全长与解剖形态相适应，各面均为非对称锥形，带前倾、前弓等解剖形态

旋转稳定性对非骨水泥股骨柄获得初始稳定性有重要意义。部分早期锥形股骨柄，如Zweymuller股骨柄（Alloclassic-SL；AlloPro AG，Baar，Switzerland）和CLS股骨柄（CLS；Centerpulse，Zurich，Switzerland），假体横截面呈长方形，可以提供旋转稳定性。有的锥形股骨柄其横截面呈圆形，如Wagner股骨柄等，可被用于髋关节发育不良的病例，这些病例中，股骨髓腔形态可能异常，不适用椭圆形或长方形横截面的股骨柄。这些假体在圆锥形的基础上，形成了沿长轴分布的、棱角锐利的嵴，可以起到防旋作用。由于主体部分呈圆锥形，在安装时调整前倾角，可以减少对股骨皮质的切割，从而减少术中骨折的发生。

根据股骨柄近端股骨颈基底部有无领部结构，可将假体分为有领股骨柄和无领股骨柄。有领股骨柄可通过领部将部分应力传导至股骨距，防止假体下沉。但是，由于领部与坚硬的股骨矩贴合后会阻挡将整个假体进一步向深部打入，从而妨碍了确切压配的形成，在防止下沉的情况下可能降低初始稳定性。根据偏心距的不同也有不同设计，不同偏心距设计的假体适合于不同类型的患者，一般情况下有3种选择：正常、高偏、内翻（图1-7）。有时差别比较难于发现，或者难以根据术者经验判断准确。为了提高准确性和正确重建偏心距，术前对每个患者进行模板测量十分必要。选择正确的假体，才能正确重建关节的旋转中心和下肢长度，达到完美重建的效果。

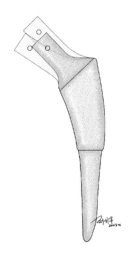

图1-7 三种不同假体
同一种体部的股骨柄，可以有不同的颈干角及不同的偏心
距，以供调节髋关节张力和肢体长度，并重建偏心距

组配式股骨柄，如S-ROM股骨柄（DePuy，Warsaw，IN），允许远端和近端分别安装，两个组件之间形成组配式紧密连接。人群股骨解剖学的变异度较大，且近端髓腔和远端髓腔形态常无相关性，是促使组配式假体产生的重要动力。S-ROM股骨柄近端为不同型号的袖套，外表面有骨长入涂层，其斜面为细台阶状，可有利于向股骨近端纵向传导应力，减小剪切力。与袖套相互组配的为Morse锥柄，放置在合适的股骨颈前倾角度之后，锥柄与袖套可形成机械上的交锁。该假体初期临床结果满意，但目前尚缺乏长期随访结果，且锥度磨损与腐蚀是部分学者认为不可忽视的问题。

另外，有的报道还提到定制股骨柄假体，即通过患者术前三维CT资料设计并定制适合其解剖和生理特点的个性化假体。早期，该类假体是根据手术室中灌铸的股骨髓腔模型，再在手术室附近的加工车间中根据模型制作假体，这种方法工艺粗糙，大大延长了手术时间，已被淘汰。目前的定制假体均通过术前三维CT资料和周密的术前设计，在手术之前就将假体生产加工完成，不影响手术时间，但由于成本高，目前尚未被广泛接受。

适当的手术技术是保障将假体放置在合适位置的前提，这就要求在选择适合患者形状假体的同时，要具有相应的技术保障。使用非骨水泥柄要保持股骨假体中立，避免内翻或外翻位置，同时避免造成股骨近端劈裂是手术的关键。要想得到好的结果，股骨开髓点的选择和处理尤为重要（图1-8）。开髓点选择失误最常见的后果是导致假体柄的内翻放置，这种情况在初学者中相对常见。原因是外旋肌止点没有清理干净；外展肌没有被足够牵开，影响股骨持器打入的方向；下肢摆放位置不理想，不能正确判断股骨髓腔的方向。克服方法：下肢摆正位置（图1-9），必要时进行术中透视或摄X线片，发现问题及时纠正。

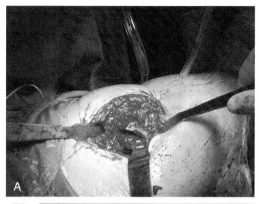
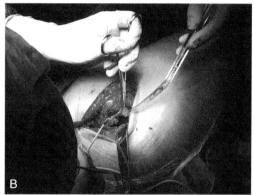
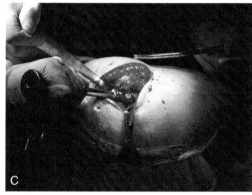

图1-8　开髓点部位的选择和处理
使用三把撬显露股骨近端（A），尽量彻底清除外旋肌止点，必要时去掉部分大粗隆入口处阻挡的骨质(B)，紧贴大粗隆打开髓腔非常重要(C)，可以防止内翻放置假体柄

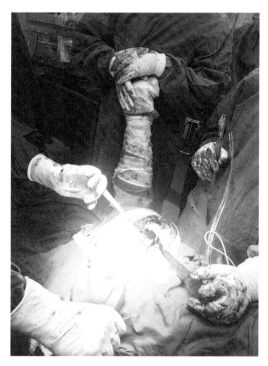

图1-9　避免假体柄内翻放置的适当体位
以后外侧入路为例，小腿垂直于地面，臀中肌用尖撬牵开充分显露，避免阻挡，外旋肌止点充分清理干净

三、涂层观念的变革

目前，股骨柄的非骨水泥固定可被划分为3个阶段：初始稳定性阶段（在手术室获得）、远期稳定性阶段（骨长上或骨长入形成以后），以及两者之间的中间阶段。如何及早获得牢靠的骨长入或骨长上，直接关系到假体的生存率。

最早的生物固定型股骨柄产生于20世纪50年代，这种假体在近端较宽部位有一较大的窗孔，通过在窗孔内植骨，促使骨骼在窗孔内愈合，达到与假体宏观交锁的目的。进入70年代后，人们对表面涂层和组织长入展开了广泛的研究。这些研究基本形成两大结论：一是当微孔大小为50～500μm时，骨骼才能长入到多微孔表面；二是稳定的假体与骨质之间存在微动，是骨长入的必要条件。只要满足以上两点基本条件，多孔表面的种类对假体稳定的影响相对较小。1977年，美国食品药品监督管理局（FDA）批准了一项临床试验，即采用全多孔涂层的股骨假体进行人工髋关节置换术。1984年，在产生股骨柄与股骨头组配式连接的同时，开始出现仅对近端进行多孔表面涂层。从此，逐渐产生了各种不同涂层范围的骨长入或骨长上股骨柄。

早期的非骨水泥股骨柄设计采用全多孔涂层或大部多孔涂层。由于工艺加工和设计的问题，很多得不到足够的骨长入（图1-10），失败率较高。非骨水泥固定假体的涂层处理非常重要，一般假体在手术中可以得到即刻的初始稳定，这种稳定是靠压配原理得到的，也就是使用的假体稍大于试模。假体的远期固定是依靠骨长入到假体表面，如果假体表面和涂层处理的质量不好，则很难得到好的骨长入，也很难得到远期固定效果。

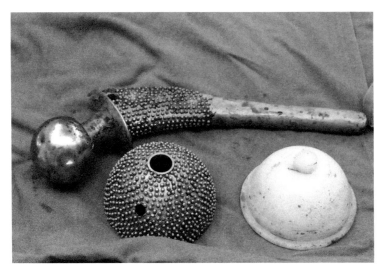

图1-10 翻修时假体表面没有骨长入，只有少量的瘢痕组织

全涂层的短期临床结果较满意。AML（anatomic medullary locking，DePuy Warsaw，ID）是一款大部多孔涂层的股骨柄，其中远期临床疗效与当时的新骨水泥技术相当。但是，AML中远期随访出现了大量近端应力遮挡、假体松动、持续大腿痛和骨溶解的并发症。此后，近端骨长入或骨长上就成为生物型股骨柄的主流。

近端生物固定型股骨柄试图通过获得股骨干骺端的骨整合来减少近端应力遮挡，此后有限元分析证实了这一点。早期的近端生物固定型股骨柄的疗效不仅受假体设计理念影响，还与假体的材料属性和加工工艺有关。所谓第一代近端生物固定型股骨柄，如PCA（PCA，Howmedica，Rutherford，NJ）和Harris-Galante-I假体（HG-I，Zimmer，Warsaw，IN），因为担心多孔涂层会让应力集中而导致假体折断，所以并没有对近端全周表面进行多孔涂层，这种方式的涂层后来被证实不能提供足够的骨长入，术后大腿痛和股骨骨溶解发生概率很高。早期临床结果的不满意，促生了所谓第二代近端生物固定型股骨柄，它们在金属工艺、假体和涂层多型号、近端全周涂层等方面进行了改进，中期数据显示了良好的生存率和较低的大腿痛发生率，并基本消灭了远端骨溶解。

骨长入表面和骨长上表面是两种基本的生物固定涂层。目前有多种表面处理方法，使用不同材料可制造不同孔径或粗糙程度的生物固定表面（表1-2）。

表1-2　不同的表面处理工艺

骨长入/骨长上	过程	举例
珠球 （骨长入）	将 Ti 或 Co-Cr 合金的珠球 烧结到假体表面	Tri-Lock，Profile
金属纤维 （骨长入）	Ti-6Al-4V 合金纤维弥散 黏结在假体表面	Anatomic hip
电浆喷涂 （骨长上）	热处理的 Ti 合金粉末 焰喷到假体表面	Taperloc
喷砂 （骨长上）	多种	Protasul-100
羟基磷灰石	多种	Omnifit

骨长入与表面微孔的直径有关，目前最为公认的、合适大小的表面微孔直径为 $100 \sim 400 \mu m$。骨长上与固定表面粗糙度有关，目前合适的粗糙度业内尚未形成统一认识。

股骨假体和宿主骨之间过度的早期微动会阻碍骨长入或骨长上进程，并进一步导致纤维组织连接。Burke报道，实验证明75μm及以上的微动会诱导显微组织长入，但40μm及以内的微动有利于钛多孔表面形成板层骨。

多孔表面与宿主骨的持续直接接触与骨长入和固定强度有正相关。骨长入假体与宿主骨接触面积的多少会影响临床结果。股骨假体近端全周的多孔涂层，可提供大粗隆部位骨长入，还能防止关节面产生的磨屑进入髓腔中。

羟基磷灰石（HA）涂层应用可加速骨与假体面的黏合并填补骨与假体间的空隙，但HA的使用不能取代初始稳定性。HA处理多孔表面的不利之处可能是堵塞多孔表面或使其分层，从而产生更多微粒并产生骨溶解。最新的前瞻性随机研究显示，使用或不使用HA处理的多孔表面近端固定型股骨柄的临床和影像学疗效相似。

四、小结

非骨水泥型股骨柄的临床疗效与股骨柄的形状、材料和表面处理均有重要关系。目前，近端全周多孔涂层的骨长入锥形股骨柄在获得初始稳定性和远期固定效果方面都存在一定的优势，但其他形状的股骨柄，如Wagner柄、S-ROM柄等也均有其使用的特殊范围。深刻了解人工髋关节股骨柄设计和安放的原理，根据患者的特点选择合适的股骨柄，是获得良好临床疗效的重要基础。同时，工业和材料业的发展，也会促进人工股骨柄的发展，甚至在将来会带来重要的革新。

（周一新　杨德金）

参考文献

Archibeck MJ, Berger RA, Jacobs JJ, et al. 2001. Second generation cementless total hip arthroplasty: eight to eleven year results. J Bone Joint Surg Am, 83:1666–1673.

Bobyn JD, Pilliar RM, Cameron HU, et al. 1980. The optimum pore size for the fixation of porous–surfaced metal implants by the ingrowth of bone. Clin Orthop, 150:263–270.

Bobyn JD, Stackpool GJ, Hacking SA, et al. 1999. Characteristics of bone ingrowth and interface mechanics of a new porous tantalum biomaterial. J Bone Joint Surg [Br], 81(5): 907–914.

Bobyn JD, Toh KK, Hacking SA, et al. 1999. Tissue response to porous tantalum acetabular cups: a canine model. J Arthroplasty, 14: 347–354.

Bourne RB, Rorabeck CH, Patterson JJ, et al. 2001. Tapered titanium cementless total hip replacements: a 10– to 13–year followup study. Clin Orthop Relat Res, 393:112–120.

Burke DW, Bragdon CR, O'Connor DO, et al. 1991. Dynamic measurement of interface mechanics in vivo and the effect of micromotion on bone ingrowth into a porous surface device under controlled loads in vivo. Trans Orthop Res Soc, 16: 103.

Campbell AC, Rorabeck CH, Bourne RB, et al. 1992. Thigh pain after cementless hip arthroplasty. Annoyance or ill omen. J Bone Joint Surg Br, 74(1):63–66.

Dorr LD, Faugere MC, Mackel AM, et al. 1993. Structural and cellular assessment of bone quality of proximal femur. Bone, 14: 231–242.

Emerson RH, Sander SB, Head WC, et al. 1999. Effect of circumferential plasma–spray porous coating on the rate of femoral osteolysis after total hip arthroplasty. J Bone Joint Surg, 81:1291–1298.

Engh CA Jr, Claus AM, Hopper RH Jr, et al. 2001. Long–term results using the anatomic medullary locking hip prosthesis. Clin Orthop, 393:137–146.

Engh CA Jr, Culpepper WJ, Engh CA, 1997. Long–term results of use of the anatomic medullary locking prosthesis in total hip arthroplasty. J Bone Joint Surg Am, 79(2):177–184.

Friedman DW, Orland PJ, Greco RS, 1994. Biomaterials: an historical perspective. in implantation biology, Edied by Greco R.S, CRC Press, Baton USA, 1–12.

Jasty M, Bragdon C, Burke D, et al. 1997. In vivo skeletal responses to porous–surfaced implants subjected to small induced motions. J Bone Joint Surg, 79:707–714.

Kawamura H, Dunbar M, Murray P, et al. 2001. The porous coated anatomic total hip replacement. a ten to fourteen–year follow–up study of a cementless total hip arthroplasty. J Bone Joint Surg,83:1333–1338.

Kuhn AT, 1981. Corrosion of Co–Cr alloys in aqueous environments. Biomaterials, 2(2): 68–77.

Mallory TH, Head WC, Lombardi AV, 1997. Tapered design for the cementless total hip arthroplasty femoral component. Clin Orthop,344:172–178.

Moore AT, 1952. A metal hip joint: a new self–locking vitallium prosthesis. South Med J, 45:1015.

Mulliken BD, Bourne RB, Rorabeck CH, et al. 1996. A tapered titanium femoral stem inserted without cement in a total hip arthroplasty. J Bone Joint Surg, 78:1214–1225.

Ragab AA, Kraay MJ, Goldberg VM, 1999. Clinical and radiographic outcomes of total hip arthroplasty with insertion of anatomically designed femoral component without cement for the treatment of primary osteoarthritis. J Bone Joint Surg, Am 81: 210–218.

Rothman R, Hozack WJ, Ranawat A, et al. 1996. Hydroxyapatite–coated femoral stems: a matched–pair analysis of coated and uncoated implants. J Bone Joint Surg,78:319.

第三节　髋关节假体的摩擦界面

本节要点

- 目前流行的髋关节假体摩擦界面包括陶瓷或金属对聚乙烯、金属对金属、陶瓷对陶瓷，还有黑晶对聚乙烯。如何选择髋关节的假体摩擦界面组合，要根据患者的需求、髋关节疾病本身的特点、髋关节局部解剖的情况，以及术者的技术偏好等综合考虑。
- 聚乙烯材料生物相容性好、质轻、耐磨性较高，是良好的关节假体摩擦界面材料。高交联或超高交联聚乙烯的出现使得聚乙烯更加耐磨，无论是线性磨损还是容积性磨损都远低于普通聚乙烯。但是，聚乙烯的磨损以及由于磨损颗粒所带来的骨溶解仍是限制聚乙烯界面应用的主要因素。
- 陶瓷具有高度的表面亲水性和极度惰性、生物相容性好、磨损率极低等特性。但是，由于陶瓷脆性高，弹性模量高，抗裂纹扩展能力差，限制了其应用。
- 金属对金属摩擦界面可采用超大股骨头设计，不会碎裂，患者术后活动几乎不受限制。但是，金属对金属的磨损与合金的组成、假体位置、关节面间第三体的数量、股骨头直径等因素相关。其磨损导致的假体松动和金属离子对患者的潜在危害限制了其应用。

人工髋关节置换术是目前最成功的手术之一，全球范围内每年有超过100万的患者接受全髋关节置换术。大多数的髋关节假体取得了长期的生存，约90%接受髋关节置换术的患者，在其一生中仅仅接受这一次髋关节置换，就能维持应用一生。因此，髋关节假体摩擦界面的不断改进也是在情理之中。

在髋关节置换术的早期历史中，只有特定的患者群体能取得良好的长期疗效。年轻患者、髋臼发育不良者、创伤患者、类风湿等炎症性疾病患者被认为不能取得良好的疗效，一般不进行人工髋关节置换术。随着手术技术的提高，假体的不断改进，这些曾经的手术相对禁忌证患者也被逐渐纳入到人工髋关节置换术的人群。人们对髋关节置换术的期望值也越来越高，不但要解决疼痛，还要求恢复到基本正常的生活水平。年轻患者和生活活跃的患者有着更长的预期寿命，活动量也更大，对于摩擦界面的磨损负荷也更大，这也迫使研究人员不断寻找新的摩擦界面来满足全髋关节置换术的需求。

现在替代传统聚乙烯的摩擦界面有3个。第1个是高交联聚乙烯，其临床应用已经超过了20年；第2个是金属对金属界面，其临床应用可以追溯到20世纪60年代，但是近几年金属对金属界面取得了很大的改进；第3个是陶瓷对陶瓷界面，同样该界面也已应用了10余年，并在这段时期取得了明显的改进。

一、促使假体界面改进的因素

（一）磨损

传统聚乙烯在空气中应用γ射线照射消毒，用其制造的髋臼内衬与小直径的金属或陶瓷股骨头组成摩擦界面，可以产生大量磨屑，从而导致骨溶解，最终使得假体松动。以平均一年1500万步计算，传统聚乙烯理论上仅能承受2亿个周期，也就是应用不足15年的时间，而假体的固定面预期应用的时间更长，因此聚乙烯构成的摩擦界面就成了限制假体寿命的关键因素。改进聚乙烯使其更耐用或选择其他摩擦界面就成为髋关节假体改进的热点。

（二）患者的需求

年轻患者具有更高的活动能力，平均每年比老年患者多走约100万步，而且年轻患者的预期寿命更长，对髋关节置换术后的活动要求更高。这些因素联合起来导致年轻患者的聚乙烯界面磨损更重，骨溶解及后续的假体松动率更高。不仅仅是年轻患者，所有年龄段的患者对髋关节置换的预期值比以往都要高，他们渴望恢复接近正常的生活，渴望假体的使用寿命更长，这也促使人们对假体界面不断改进。

（三）假体稳定性的需求

髋关节置换术后不稳定及脱位是困扰医师和患者的另一个问题。虽然很多学者的研究都表明髋关节术后脱位率仅为1%，但是联邦保险的数据表明，髋关节置换术后6个月内的脱位率实际为3.9%。为了改善髋关节的活动度和假体稳定性，人们尝试应用越来越大的股骨头，从最初的22.25mm金属头到现在的28mm、32mm、36mm、38mm、40mm的股骨头，股骨头越大，与之构成关节面的聚乙烯容积磨损越多。因此，根据患者和医师的要求，进一步提高假体界面的耐磨性也就更为重要。

二、摩擦界面分类

（一）高交联聚乙烯摩擦界面

聚乙烯是由聚乙烯分子长链组成，这些长链一部分处于平行状态，另一部分则处于杂乱无章的状态。当聚乙烯分子接受γ射线照射时会释放自由基，相邻的聚乙烯分子则通过释放自由基后的位点进行连接，形成交联聚乙烯，随着交联程度的不断提高逐渐形成高交联聚乙烯。照射过程中产生的自由基则可以加速聚乙烯氧化，从而影响高交联聚乙烯的抗折断性。聚乙烯的交联程度受到多种因素影响，这些因素包括照射聚乙烯的射线种类、射线的剂量、接受照射的周围环境，以及照射后的处理方法。交联可以使聚乙烯更加耐磨，从而降低高交联聚乙烯的线性磨损和容积性磨损。

历史上，交联聚乙烯作为聚乙烯的副产品已经存在了多年。聚乙烯通过低剂量射线（2.5mrad）照射消毒的过程中会产生少量的交联聚乙烯，因此所谓的普通聚乙烯实际上是低交联聚乙烯。将照射剂量提高到5～10mrad时，聚乙烯的交联程度显著提高，这就是我们所讲的高交联聚乙烯。20世纪90年代以后，大多数骨科器械公司都开始生产高交联聚乙烯，各个厂家采用的照射剂量为4～100mrad，照射的环境也不尽相同，清除自由基的方法各异。因此，提到高交联聚乙烯，就是指一大类表现不一的聚乙烯产品，尽管产品各不相同，但是它们都有一个共同的特性，就是可以显著的降低磨损。

提高高交联聚乙烯的质量可以从两方面入手，即增加耐磨性和降低氧化程度。虽然增加γ射线的照射剂量可以提高交联度，从而显著的提高聚乙烯的耐磨性，但这一规律仅在照射剂量较小时才适合。当γ射线剂量大于10mrad以后，随着照射剂量的增加，聚乙烯的耐磨性增加很小，同时随着照射剂量的增加会产生自由基，自由基会导致聚乙烯氧化，使其变得容易碎裂。各厂家采用各种方法试图清除自由基，这些方法包括照射后的低温再处理、高温再处理或添加维生素E等抗氧化剂。

高交联聚乙烯的现代困惑有以下几方面。

困惑一：高交联聚乙烯能够降低骨溶解的发生率吗？

所有的高交联聚乙烯在实验室的模拟环境中都表现出"0"磨损，但从临床研究中观察到的现象却是所有的高交联聚乙烯都存在不同程度的磨损，在体内环境中磨损远远高于实验室中的预期值。目前，应用高交联聚乙烯的临床研究大多在10年以内，10年以内表现良好，并不能说明在15～20年或更长的时间内就不会出现问题。

有研究表明，如果磨损每年小于0.1mm，不论是高交联聚乙烯还是非高交联聚乙烯在10年以内都不会产生明显的骨溶解。由于有很多先前的报道表明，非高交联聚乙烯也可以达到每年小于0.1mm的磨损。因此，目前高交联聚乙烯10年以内表现出来的低骨溶解率，仍然需要长期的临床观察来证实。

虽然磨损每年大于0.1mm可以显著地增加骨溶解的发生率，但是磨损每年低于0.1mm并不能完全消除骨溶解。目前，高交联聚乙烯的髋臼内衬磨损率显著的低于照射强度小于4mrad的普通聚乙烯内衬。5年的临床随访结果显示，尽管骨溶解的发生率很低，但是高交联聚乙烯并没有完全消除骨溶解。10年以后的骨溶解发生率仍然需要观察。

困惑二：高交联聚乙烯会不会更容易疲劳和断裂？

如前所述，聚乙烯交联的过程中产生自由基，自由基的氧化过程会导致高交联聚乙烯的抗疲劳强度降低，从而容易出现碎裂。在清除自由基的过程中，很多产品都是通过再融化的过程来清除自由基提高交联程度的。再融化过程中，聚乙烯的晶格、晶距发生了变化，使其抗碎裂程度进一步降低。如果不进行再融化后处理，短期内高交联聚乙烯的抗疲劳强度无损失，但是长期随着自由基的逐步氧化会降低其抗疲劳强度；如果进行再融化后处理，则短期抗疲劳强度就降低，但是长期自由基的氧化过程明显减弱，抗疲劳强度不会随着时间变化有显著的改变。回顾性研究显示，非高交联聚乙烯存在着相当数量的疲劳和断裂现象。那么高交联聚乙烯是不是会有更高的疲劳和断裂发生率呢？答案是肯定的。Longevity、XLPE、Durasul和Marathon这些高交联聚乙烯产品经过再融化后处理都存在早期碎裂的病例。在更大宗的病例研究中，Zimmer公司由于髋臼杯可能污染召回了2000例髋关节，这些关节均采用Durasul高交联聚乙烯，体内应用时间在10～24个月。这些内衬中79%有凹痕，71%有裂痕或分层。虽然这些聚乙烯并没有碎裂，但是这些变化可以看作是碎裂前变化。总之，融化后清除自由基所造成的长期影响还有待长期的随访观察。

困惑三：混合维生素E的高交联聚乙烯是否有更好的抗疲劳强度？

人们意识到再融化清除自由基的后处理过程不可避免的要降低高交联聚乙烯的抗疲劳强度，那么，采用其他的方法清除自由基会不会解决了这一问题呢？其中的一个方法就是利用维生素E来捕获自由基，从而消除其氧化作用。维生素E一直被认为是一种天然抗氧化剂，但是最近维生素E的作用却变得不太清晰，因为其对细胞的抗氧化作用可能来源于它参与了细胞信号传导后产生的继发作用。

维生素E的添加过程如下：将加工过程中的高交联聚乙烯浸泡在120℃维生素E溶液中5h，然后在120℃的氩气中退火64h，经过这样处理的高交联聚乙烯据称具有低磨损、更高的抗氧化性及更高的抗疲劳强度。但有趣的是，添加维生素E的过程也需要加热，很难区分这样的结果是因为热处理的作用还是维生素E的作用。添加维生素E的高交联聚乙烯也没有长期随访的报道。

总之，未来高交联聚乙烯应该平衡磨损、抗氧化及抗疲劳强度。短期内高交联聚乙烯表现出的低磨损还需要长期的临床观察来确认其不会出现长期的骨溶解及碎裂等问题。高交联过程中产生的自由基可导致长期的聚乙烯氧化，再融化清除自由基的过程又会降低聚乙烯的抗疲劳强度。寻找新的清除自由基的方法也许可以在清除自由基的同时保持聚乙烯的抗疲劳强度不受损失。

（二）金属对金属摩擦界面

金属对金属假体界面早在60年前就应用于髋关节置换术中。在20世纪60年代，有很多讨论金属对金属假体的文章发表。目前，主要应用两种类型的金属对金属假体：一种是由组配型的金属内衬配合传统的压配式髋臼，对应金属股骨头；另一种是金属一体化的髋臼对应大直径股骨头。

早期的金属对金属假体界面在临床应用非常广泛，但是随着Charnley假体的优良效果被发现后，金属对金属界面逐步退出了临床。早期金属对金属界面存在着很多设计缺陷，包括关节间隙不合适、假体撞击、制作工艺差及选择不适合的材料。20世纪80年代后期，随着第二代金属对金属假体的问世，再次燃起了人们对金属对金属假体的热情。

金属对金属关节界面拥有最为复杂的摩擦学原理。它们的摩擦特性由以下因素决定，包括合金的组成成分、假体间的间隙、股骨头的直径、置入体内的时间，以及假体的方位。在模拟实验中，高碳含量的合金（＞0.2%）与低碳含量的合金（＜0.05%）相比较，结果高碳合金具有明显的优势，其容积磨损率低碳合金是高碳合金的6倍。据此研究者建议，在金对金的假体界面中不应该应用低碳合金。金对金界面还有显著的磨合现象，在第一个百万周期中或置入体内的第一年，关节界面的磨损明显增高，这一自我抛光过程被称为磨合期；当自我抛光完成后，关节面则进入磨损率低的稳定期。关于股骨头直径的影响，金属对金属假体与金属对聚乙烯界面的表现相反，股骨头直径越大，金属对金属假体的容积磨损越低。润滑分析显示，股骨头直径越大产生液膜润滑的可能性越大，结果造成了低磨损现象。髋臼与股骨头之间形成的径向间隙也是影响金属对金属假体容积磨损的因素。如果径向间隙从20μm增加到150μm或以上，那么无论是磨合期还是稳定期的磨损都会增加。润滑实验也证明，径向间隙增加后液膜润滑将随之减少，从而增加了磨损，但是理想的径向间隙目前还没有定论，一般而言，在其他条件不变的情况下，径向间隙越大则磨损会越多。有研究发现，如果径向间隙小于30μm，磨损反而会增加，这可能因为假体工艺的问题，很难达到 < 30 μ m 的均一间隙。

目前的金属对金属假体临床效果与金属对聚乙烯类似，也许20年后，由于磨损所产生的各种问题才会逐渐显现出来，此时才是检验金属对金属假体长期优势的时刻，第二代金属对金属假体的各种改进才会显示出其优势。

金属对金属假体具有容积磨损小、股骨头直径大、安全不脱位的优势，特别适合生活活跃的年轻患者进行髋关节置换，但是金属对金属假体也存在不足之处，限制了它的广泛应用。

其中一个大家关心的问题就是金属对金属磨损所造成的金属离子浓度升高，尤其是钴离子、铬离子在血液中和尿液中的浓度升高明显。很多研究都证实了重金属离子浓度在循环中有不同程度的升高。离子浓度分析受到多种因素的影响，至今仍没有统一的标准，这些因素包括标本的采集、分析、统计方法，以及报告的形式。值得强调的是，尽管大家非常关注离子浓度的升高，但是至今没有1例患者的并发症是因为金属对金属磨损造成的离子浓度升高。关于重金属致癌的担心，全球70万例金属对金属关节置换术后患者没有由此导致肿瘤的报道。

对于金属离子的担忧使得临床医师在病例选择中更加谨慎，需要排除一些高危人群。由于金属离子的清除主要依赖肾，因此存在肾功能不全的患者或有肾功能不全倾向的患者最好应用金属对金属以外的摩擦界面。处于生育期的妇女在应用金属对金属假体后，有可能将胎儿暴露于重金属的污染中，从而导致不良后果。Ziaee等研究了胎盘屏障的作用，结果胎盘屏障并不能完全阻止重金属离子的侵入，在胚胎体内可发现相当于母体60%的钴离子及30%的铬离子。因此，在患者选择中应尽量避免生育期妇女，以免对将来的新生儿产生影响。

金属对金属假体的磨损颗粒是纳米级的，可以对5 μ m^3 及以上的细胞产生细胞毒性，临床中已经发现了假体周围的组织坏死，目前这一不良反应仍是临床医师担心的问题之一。金属碎屑还可以导致炎症和过敏反应，由此引起的局部炎症甚至假体松动可以导致局部的疼痛。目前，金属过敏也是一个热门话题，发生率不详，且没有确切的方法来进行筛查。有些医师应用皮肤过敏试验来筛查患者是否存在金属过敏，但是这种方法并不准确。

（三）陶瓷对陶瓷摩擦界面

类似于金属对金属假体摩擦界面，陶瓷对陶瓷假体自1970年开始也应用了数十年。经过多年的应用，陶瓷假体的材料和各种参数得到了不断的优化和改进。因此，在讨论特定摩擦界面特点时要明确是哪一种材质和特性的陶瓷，而不能简单地归结为陶瓷对陶瓷这一大类的特性。

最早在北美应用的陶瓷对陶瓷假体是Mittlemeier，如同早期的金属对金属假体一样，该假体存在很多的瑕疵，临床效果不佳。该假体具有2%～5%的碎裂率，同时也有很高的无菌松动率和磨损。该假体的失败让人们认识到很多以前没有意识到的问题，包括理想的锥度、晶界的存在、杂质及晶粒度等（有关晶体的几个专业名词如下。①晶粒：晶体内部晶胞方向与位置基本一致而外形不规则的小晶体，称之为晶粒。晶粒大小的尺度叫晶粒度，晶粒度越细小越好。②晶界：晶界是晶粒与晶粒之间的接触界面。③杂质：一种物质中所夹杂的不同成分）。

随着热等静压陶瓷制作工艺的突破，陶瓷的品质得到了显著提升；通过降低晶界、晶粒度和杂质，陶瓷的抗碎裂性显著提高。由于这些进步，氧化铝对氧化铝陶瓷在临床得到了广泛应用，这一假体界面的中期随访效果良好。由于氧化铝陶瓷的强度得到加强，碎裂率降低，股骨头的直径可以增大到28mm。

在模拟磨损实验中，陶瓷对陶瓷界面比其他关节界面有明显的优势，容积磨损率仅为0.1mm^3/百万周期。在所有摩擦界面中，陶瓷对陶瓷界面的磨损率是最低的，比金属对传统聚乙烯界面容积磨损率低350倍，比金属对高交联聚乙烯容积磨损低50倍。但是，由于体内髋关节活动并不总是在一个髋关节中心活动，在日常的步态周期中还会出现髋臼的边缘接触，因此，这样低的磨损率并不是总能在临床应用中复制出来。标准的髋关节模拟器并不能复制出条纹磨损，于是存在微分离的髋关节模拟器应运而生。应用这种模拟器做出的陶瓷对陶瓷容积磨损率为1.4mm^3/百万周期，这一数据与临床召回的陶瓷对陶瓷数据相吻合。这一数据与其他界面的容积磨损率比较，传统聚乙烯是其25倍，高交联聚乙烯是其4倍。陶瓷对陶瓷在体内的磨损，与金属对金属假体在稳定期的磨损类似。

磨损颗粒的生物功能学实验也进行了类似的比较。应用可模拟微分离的髋关节模拟器检验陶瓷及聚乙烯的磨损，磨损颗粒与人类的巨噬细胞一起培养，结果发现聚乙烯的磨损颗粒可以诱导出TNF-α。结合容积性磨损及生物功能学的表现，传统聚乙烯磨损率是陶瓷对陶瓷假体的80倍，高交联聚乙烯是其20倍，这一结果也间接证实了在召回陶瓷对陶瓷假体研究中很少发现骨溶解的现象。

陶瓷是易碎材料，当关节脱位或股骨颈撞击在髋臼边缘时确实有陶瓷碎裂的可能。由于存在这种碎裂的风险，陶瓷假体的主要供应商赛门铁克公司（CeramTec AG，Germany）对每一件陶瓷假体都进行检验以排除存在瑕疵的假体。现代陶瓷的碎裂率为0.004%。一个理论上的技术要求是，当陶瓷碎裂后，翻修的假体仍然需要应用陶瓷，因为陶瓷碎裂的碎片会形成第三体，无论是对金属对金属还是金属对聚乙烯都会产生巨大的影响，使其磨损加速。当陶瓷碎裂后，如果股骨颈的锥度面受到了损坏，则应该把固定良好的股骨柄取出，更换新的假体，否则受损的圆锥会损坏下一个更换的股骨头。

另一个陶瓷特有的并发症就是异响。具体原因还有待进一步研究，有0.5%~7%的患者在接受陶瓷对陶瓷假体置换后会在活动或特定姿势时出现异响。异响可以使患者心神不宁，但是很少有必要翻修。异响对于金属对金属假体并不是一个问题，因为即使金属对金属假体出现异响，它也仅仅持续一段时间，之后就会消失。

最新出品的Delta陶瓷由82%的氧化铝、17%的氧化锆、0.6%的氧化锶和0.3%的氧化铬组成。Delta陶瓷比传统氧化铝陶瓷的理化特性有了显著提高，四点折弯强度增长了210%，爆裂强度增长了160%，断裂韧度增强了150%。同时，Delta陶瓷的磨损也显著低于传统陶瓷，可以有更多的颈长设计，术中使用更加灵活。理论上，Delta陶瓷临床碎裂率应该更低，但是目前还没有文章报道；异响的发生率也有待进一步的研究。

三、如何选择假体界面

各种假体界面各有优势与不足，如何选择假体界面仍是临床医师最为关心的问题。

高交联聚乙烯可以说是一种万能的材料，它可以做成各种形态，从而适合临床的不同需要。聚乙烯可以直接做成骨水泥型臼杯，可以做出不同角度的高边，可以做成偏心聚乙烯内衬提高偏心距，也可以配合双极头或三极头使用。聚乙烯给了外科医师更多的选择，更容易获得稳定的髋关节，在复杂初次手术及翻修手术中尤其扮演了相当重要的角色。

陶瓷对陶瓷假体具有目前为止最低的容积性磨损和线性磨损，并且磨损颗粒的生物学反应也最低。陶瓷的不足之处包括型号选择相对要少，有碎裂的可能，可能出现异响。对于年轻、活动能力强、预期寿命长的患者较为适合，尤其处于生育期的妇女；股骨颈相对细小，或心功能、肾功能存在障碍，不适合做金属对金属假体的年轻患者更为适合。

金属对金属假体由于可以做到很大的股骨头，几乎不会脱位的优越临床表现一度受到青睐，但是，由于金属对金属磨损带来离子浓度升高，可能影响患者健康，对局部组织的刺激会产生炎症，甚至会导致松动，限制了金属对金属假体的应用。金属对金属假体的研究仍在继续，在金属表面进行陶瓷涂层可以显著的降低体内离子浓度，应用陶瓷对金属的界面组合也在不断地尝试。随着新型假体的出现，金属对金属假体在髋关节置换术中仍会有一席之地。

在过去的10年中，髋关节假体从材料学到假体设计都取得了长足的进步。

目前提供的大部分商业假体都只有短期或中期的随访结果，我们仍需要谨慎、乐观地期待长期随访的结果，与此同时还要不断地努力改进，使髋关节假体更好地为人类服务。

（柳　剑）

参考文献

Aoude AA, Antonion J, Epure LM, et al. 2015. Midterm outcomes of the recently fda approved ceramic on ceramic bearing in total hip arthroplasty patients under 65 years of age. J Arthroplasty, 30(8): 1388–1392.

Bistolfi A, Bellare A, 2011. The relative effects of radiation crosslinking and type of counterface on the wear resistance of ultrahigh-molecular-weight polyethylene. Acta Biomater, 7(9): 3398–3403.

Dion NT, Bragdon C, Muratoglu O, et al. 2015. Durability of highly cross-linked polyethylene in total hip and total knee arthroplasty. Orthop Clin North Am, 46(3): 321–327.

Engh CA, MacDonald SJ, Sritulanondha S, et al. 2014. Metal ion levels after metal-on-metal total hip arthroplasty: a five-year, prospective randomized trial. J Bone Joint Surg Am, 96(6): 448–455.

Garvin KL, White TC, Dusad A, et al. 2015. Low wear rates seen in THAs with highly crosslinked polyethylene at 9 to 14 years in patients younger than age 50 years. Clin Orthop Relat Res, 473(12): 3829–3835.

Girard J, 2015. Femoral head diameter considerations for primary total hip arthroplasty. Orthop Traumatol SurgRes, 101(1 Suppl): S25–29.

Haidukewych GJ, Petrie J, 2012. Bearing surface considerations for total hip arthroplasty in young patients. Orthop Clin North Am, 43(3): 395–402.

Hamilton WG, McAuley JP, Blumenfeld TJ, et al. 2015. Midterm results of delta ceramic-on-ceramic total hip arthroplasty. J Arthroplasty, 30(9 Suppl): 110–115.

Harkess JW , Crockarell JR, 2013. Alternative Bearings. Campbell's operative orthopaedics (12th ed) Volume I Chapter3; Arthroplasty of the hip:175–178.

Haughom BD, Plummer DR, Moric M, et al. 2016. Is There a Benefit to Head Size Greater Than 36 mm in Total Hip Arthroplasty? J Arthroplasty, 31(1): 152–155.

Makela KT, Visuri T, Pulkkinen P, et al. 2014. Cancer incidence and cause-specific mortality in patients with metal-on-metal hip replacements in Finland. Acta Orthop, 85(1): 32–38.

No authors listed, 2016. American Joint Replacement Registry. http://www.ajrr.net/images/annual_reports/AJRR_2016 Annual Report.

Pinson ML, Coop CA, Webb CN, 2014. Metal hypersensitivity in total joint arthroplasty. Ann Allergy Asthma Immunol, 113(2): 131–136.

Pivec R, Johnson AJ, Mears SC, et al. 2012. Hip arthroplasty. The Lancet，380(9855): 1768–1777.

Rajpura A, Kendoff D, Board TN, 2014. The current state of bearing surfaces in total hip replacement. Bone Joint J, 96-B:147–156.

Tai SM, Munir S, Walter WL, et al. 2015. Squeaking in large diameter ceramic-on-ceramic bearings in total hip arthroplasty. J Arthroplasty, 30(2): 282–285.

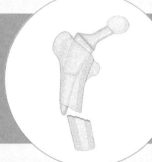

Chapter 2
第 2 章

人工髋关节置换术的
手术技术

第一节　后外侧入路微创人工髋关节置换术

本节要点
- 后外侧入路适用于大多数病例的初次和翻修髋关节置换手术。
- 手术切口的长度可以根据手术需要延长，也可根据术者的经验积累而缩短。
- 软组织的保护和重建能有效提高疗效，减少后脱位的发生。

后外侧入路人工全髋关节置换术应用非常广泛，可以充分地显露髋臼和股骨近端，并可以根据手术需要延长切口，增加暴露范围，适用于临床大多数病例进行THA手术。随着术者经验的积累和技术的提高，切口的长度缩短同时减小手术造成的创伤。微创小切口后外侧入路目前被广泛采用，在多数病例中可以应用8～10cm的小切口微创技术。

一、手术技术

患者常规采用侧卧位的手术体位。可以选择全身麻醉或硬膜外麻醉。侧卧位的体位保持非常重要，如果体位固定不牢靠，导致术中体位改变，往往会直接影响术者对假体安放位置的判断，错误的判断会造成手术失误、关节脱位等不良后果。保持侧卧位的方法很多，我们采用侧卧位板来固定患者的体位。侧卧位板固定可靠，不易移动，即使比较肥胖的患者也能应用，能够尽可能的在术中保持患者体位处于固定位置，避免移动（图2-1，图2-2）。

常规消毒，铺无菌手术单。切口一般选择在大粗隆上方（图2-3），切口长度8～10cm，大粗隆顶点近端占1/3、远侧占2/3切口长度。切开皮肤皮下组织至深筋膜，同时完成止血操作。暴露深筋膜后，确认切口位置，尤其肥胖患者建议再次确认切口位置是否合适，在大粗隆中后部分切开髂胫束，显露近端的臀大肌，并钝性沿切口方向分开，同时对臀大肌中的动脉穿支止血。切开大粗隆滑囊，显露大粗隆后侧部分脂肪组织，轻度内旋髋关节，使用拉钩向上方牵开臀中肌。清除大粗隆后缘外旋肌表面的脂肪组织，通常在脂肪组织中有进入髋关节的动脉，予以电凝止血切断。显露外旋肌后，找到梨状肌和臀小肌之间的界线，在其之间放置一把尖撬并向近端轻轻牵开臀小肌。助手协助轻度内旋髋关节，使用电刀在外旋肌的大粗隆止点处缓慢切开，完全切开后显露深层的关节囊（图2-4）。

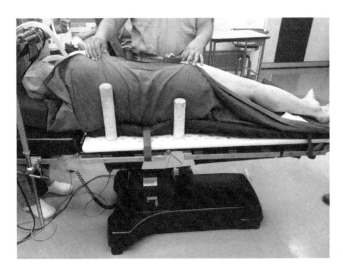

图2-1　侧卧位进行后外侧入路髋关节置换手术

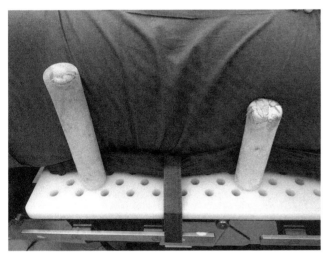

图2-2　侧卧位板固定

侧卧位板对摆放体位非常方便，使用立柱后面抵住骶骨，前面抵住耻骨联合，上方两根立柱在同一水平控制体位平行于手术床，安放牢靠后术中即使反复进行活动或脱位复位也能够保持体位固定

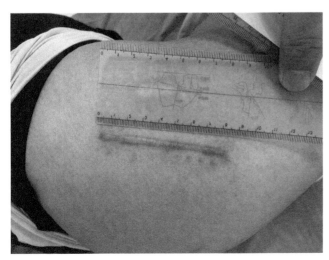

图2-3　切口位置及长度

切口采用后外侧入路的小切口，长度在8～10cm，一般根据患者的肥胖程度和手术难度适当调整切口的长度。切口位置在大粗隆上方，由于切口较小，我们倾向于大粗隆尖端远端和近端各一半的长度，在前后方向上位于大粗隆中间位置，这样在切口比较小的情况下可以照顾到前方、后方，以及股骨和髋臼的操作

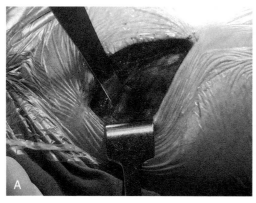 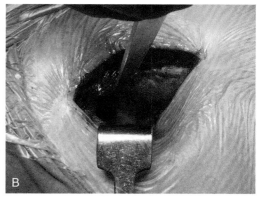

图2-4 显露深层的关节囊
外旋肌群的肌腱在多数患者中可以清楚显露（A）。切开外旋肌止点向外侧牵开后显露深层的关节囊（B）

注意切开外旋肌时尽量靠近其止点，有利于保持肌腱的长度，并有利于重建缝合保持外旋肌的张力。切开关节囊，注意切开的方向，并注意保留关节囊有助于之后的修复缝合。在关节囊内股骨颈上下各放置一枚尖撬，屈曲内收内旋脱位股骨头。如果股方肌近侧比较紧张，可以适当予以松解剥离，防止进行脱位股骨头的过程中暴力损伤股方肌。

充分显露股骨颈后，使用截骨模板帮助确定股骨颈截骨的方向和位置，通过触摸小粗隆确认股骨距保留长度是否合适，截断股骨颈，取出股骨头。将下肢伸直位放置于手术台，使其轻度内旋有助于显露髋臼。在髋臼前缘放置一把尖撬，将大粗隆牵向前侧，在后方坐骨支垂直打入一枚斯氏针，在髋臼前上缘打入另一枚斯氏针，方便显露髋臼（图2-5）。一般不常规显露坐骨神经，将外旋肌和后侧软组织一同向后牵开即可。在髋臼横韧带下方放置另一把尖撬，完整切除髋臼盂唇，切除圆韧带残端。此时髋臼已经充分显露，可以进行磨锉，磨锉到合适型号后，使用导向器安装髋臼（图2-6）。

股骨侧显露，助手协助内收内旋屈曲髋关节，使小腿垂直于地面有利于观察股骨前倾角（图2-7）。使用一把双尖撬、两把尖撬显露股骨近端。股骨开髓，逐号扩大至合适型号的试模，必要时摄片确认型号是否合适。安装试模头、复位、活动髋关节、测试关节稳定性和双下肢长度。髋关节活动度满意无脱位、双下肢等长、取出试模，置入相应型号的股骨假体和股骨头，置入假体柄时注意保护大粗隆（图2-8）。

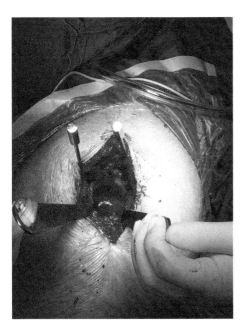

图2—5 **髋臼侧显露**
使用两枚定位针，后方一枚钉在坐骨支，前上方一枚钉在髋臼前上方，一把尖撬放在髋臼前缘挡开股骨近端，另一把尖撬放在髋臼下方髋臼横韧带和关节囊之间

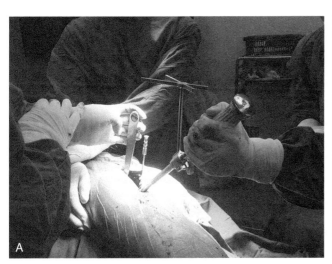

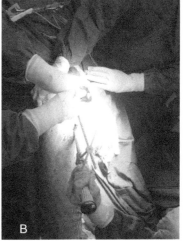

图2—6 **使用导向器辅助髋臼假体的定位**
此时注意体位保持侧卧位，前方尖撬充分牵开股骨近端，导向器和地面垂直时髋臼假体外倾角是45°（A）。定位器的角度尺和身体躯干长轴平行时髋臼假体前倾角约为20°（B）

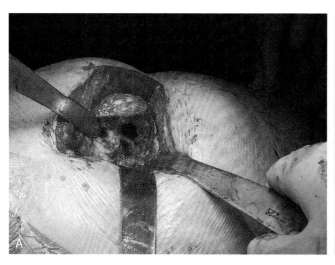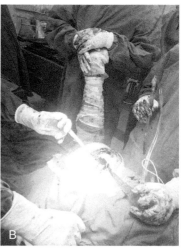

图2-7　股骨侧显露

使用三把尖撬显露股骨近端（A），助手将患侧小腿垂直于地面，使用一把双尖撬放在股骨距下方，一把尖撬在股骨距内侧，另一把尖撬在近端牵开臀中肌（B）

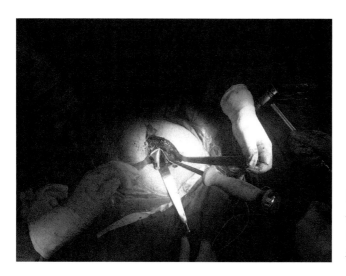

图2-8　大粗隆保护

使用带有偏心距的股骨打器，可以防止大粗隆阻挡时过度向外侧挤压大粗隆造成大粗隆骨折

二、术后康复

根据术中情况决定患者术后下地负重时间。如果假体稳定性好，患者骨质良好，没有过度肥胖，术后1～2d即可在双拐保护下负重行走。

后外侧入路需要切断外旋肌和切开后方关节囊，即使关闭伤口过程中予以重建缝合，在术后早期也要适当限制髋关节活动，如屈髋关节≤90°，以免过度活动造成后外侧缝合的软组织撕开，降低了后方的稳定性，增加脱位风险。同时也要防止术后患者处于过度伸髋体位，一般如果术中测试稳定，术后允许屈髋关节达90°左右，这样可以促进术后的康复，尤其是为将来的下蹲穿鞋袜等动作做好准备。

根据患者具体情况及全身状况，在术后2周到1个月由双拐可过渡为单拐，1个月后可以弃拐行走。

（唐　竞）

参考文献

Andrew H, Crenshaw JR, 2013. Posterolateral approach. Campbell's operative orthopaedics (12th ed) Volume I Chapter3; Surgical techniques and approaches:67.

Basques BA, Toy JO, Bohl DD, et al. 2015. General compared with spinal anesthesia for total hip arthroplasty. J Bone Joint Surg Am, 97(6): 455–461.

Cheng T, Feng JG, LIu T, et al. 2009. Minimally invasive total hip arthroplasty: a systematic review. Int Orthop, 33(6): 1473–1481.

Harkess JW, Crockarell JR, 2013. Postoperative management of total hip arthroplasty. Campbell's operative orthopaedics (12th ed) Volume I Chapter3; Arthroplasty of the hip:300–301.

Harris WH, Sledge CB, 1990. Total hip and total knee replacement. N Engl J Med, 323:725–731.

Ibrahim MS, Khan MA, Ikram N, et al. 2013. Peri–operative interventions producing better functional outcomes and enhanced recovery following total hip and knee arthroplasty: an evidence–based review. BMC Med, 11: 37.

Johnson RL, Kopp SL, Borkle CM, et al. 2016. Neuraxial vs general anaesthesia for total hip and total knee arthroplasty: a systematic review of comparative–effectiveness research. Br J Anaesth, 116(2): 163–176.

Learmonth ID, Young C, Rorabeck C, 2007. The operation of the century: total hip replacement. The Lancet, 370(9597): 1508–1519.

McLawhorn AS, Potter HG, Cross MB, et al. 2015. Posterior soft tissue repair after primary tha is durable at mid–term followup: A prospective mri study. Clin Orthop Relat Res, 473(10): 3183–3189.

Xu CP, Li X, Song JQ, et al. 2013. Mini–incision versus standard incision total hip arthroplasty regarding surgical outcomes: a systematic review and meta–analysis of randomized controlled trials. PLoS One, 8(11): e80021.

Zhang Y, Tang Y, Zhang C, et al. 2013. Modified posterior soft tissue repair for the prevention of early postoperative dislocation in total hip arthroplasty. Int Orthop, 37(6): 1039–1044.

第二节　平卧位微创前入路人工髋关节置换术

本节要点
- 前入路是真正通过肌肉间隙进行的人工髋关节置换手术。
- 合适充分的软组织松解是顺利完成手术的关键。
- 足够的耐心和充分的技术准备是避免并发症的重要方法。

一、介绍

由于前入路髋关节置换术具有创伤小、术后恢复快、关节稳定性高等优势，目前在世界范围内被越来越多的医师广泛采用。前入路在不同的国家和地区也进行了一些改良，从而适应本地医师的操作习惯。为了便于显露使手术操作过程更轻松，有些医师采用前外侧入路，即劈开臀中肌的前1/3部分。而对于一些追求微创理念的医师，则采用直接从缝匠肌和阔筋膜张肌之间的间隙进入髋关节的方法，完整地保留外展肌和后方结构。

前入路可以采用平卧位的手术体位，这也使得此入路成为吸引医师的一个优点。平卧位可以避免采用侧卧位手术时体位变化的影响，而且目前肥胖和过度肥胖患者增多，术中保持良好的侧卧位并不容易；一些合并骨盆或脊柱畸形的患者，采用侧卧位的体位也容易造成术中判断失误；平卧位在手术中体位不容易移位，术中比较双下肢长度相对方便和准确，对全身麻醉插管或喉罩的位置保持也会有很大好处，而且前入路术后脱位率明显低于后入路。综合这些优点，前入路可能会受到更多医师的青睐。

二、适应证和禁忌证

手术入路是完成手术过程的一个步骤，根据不同的患者情况可以选择不同的手术入路。选择熟悉的入路可以减小手术难度，减小创伤，所以医师会倾向于选择自己熟悉的入路来完成手术。随着术者经验的增多，也会扩大熟悉入路的适应证，从而通过自己熟悉的手术入路尽量多的完成各种复杂手术。

一般认为，对于解剖结构没有明显畸形的初次髋关节置换术，如股骨头坏死、髋关节骨性关节炎、轻度髋关节发育不良等均可以采用平卧位微创前入路。

禁忌证：包括过度肥胖、关节僵硬、畸形严重、重度髋关节发育不良、既往髋关节手术史及翻修手术等。随着术者经验增多，手术技术提高，有些禁忌证也并不绝对，如在一些简单翻修手术和一些肥胖患者中采用前入路等。但要注意根据手术需要适当延长切口，有利于显露和操作，防止发生并发症。

三、手术技术

良好的麻醉是保障手术顺利进行的关键，前入路需要术中良好的肌松效果，所以一般推荐采用全身麻醉，术中可以根据需要适当增加肌松药物的应用。充分的肌松对显露股骨近端有帮助，尤其是阔筋膜张肌紧张或臀中肌比较发达的患者，采用全身麻醉有利于术中麻醉师配合增加肌松，减少手术创伤，降低手术难度。

平卧位优势在于容易控制患者在术中的体位，避免发生侧卧位术中体位改变导致假体安放失误的情况，对于肥胖的患者及骨盆、腰椎存在畸形的患者，这种优势就更加明显。同时平卧位也更容易在术中比较准确地比较双下肢长度。对于麻醉，平卧位有利于维持心肺功能的正常状态，避免侧卧位全身麻醉插管或喉罩脱落，以及改变位置的风险（图2-9）。

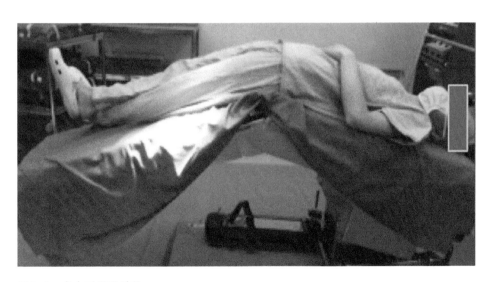

图2-9　术中采用平卧位
平卧位的体位容易摆放，注意将耻骨联合水平对齐手术床可以折叠的部位，术中需要手术床折叠约30°

麻醉完成后，消毒之前标记髋关节体表标志，如大粗隆近端的轮廓、髂前上棘。切口以髂前上棘为标志，切口起自髂前上棘下方1cm、外侧3cm（图2-10A），长8～12cm（图2-10B）。

常规消毒，铺手术单及无菌手术膜。

切开皮肤、皮下组织至阔筋膜，适当分离浅层脂肪组织，显露阔筋膜张肌和缝匠肌的间隙，在此间隙的外侧约1cm切开筋膜。钝性分离找到阔筋膜张肌和缝匠肌间隙，将一把尖撬放在股骨颈的上方，使用一把拉钩向内侧牵开缝匠肌，仔细分离深层脂肪组织，找到旋股外侧动脉的分支，予以仔细结扎处理（图2-11）。

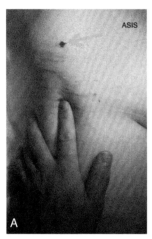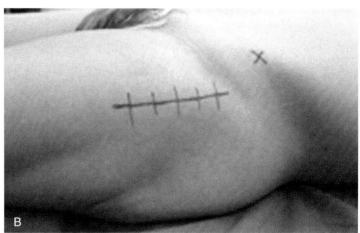

图2-10　髋关节体表标志
切口选择在缝匠肌和阔筋膜张肌之间，这个间隙在大多数患者中可以用手触摸识别，切口长约9cm或根据需要适当延长

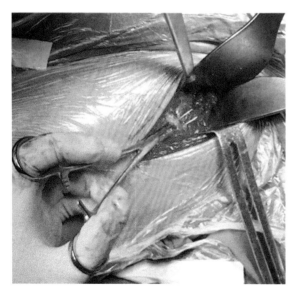

图2-11　阔筋膜张肌和缝匠肌间隙
辨认缝匠肌和阔筋膜张肌的间隙，找到旋股外侧动脉升支，仔细分离结扎或充分电凝处理。注意：有时旋股外侧动脉是两支，都要仔细处理，处理不当，血管回缩很难止血，会造成术中大量出血或术后血肿形成

　　在股骨颈下方放另一把尖撬，清除股骨颈浅层脂肪组织，适当松解股直肌，将另一把尖撬放在髋臼前缘，T形切开关节囊，显露股骨颈（图2-12）。

　　将尖撬置于关节囊内股骨颈前、后方。按术前设计保留股骨距，用摆锯截断股骨颈。注意保护大粗隆避免骨折，同时避免摆锯太深损伤髋臼结构（图2-13）。外旋患肢，使用取头器取出股骨头（图2-14）。

　　在髋臼的上方、前方、下方各置入一把尖撬显露髋臼，切除关节盂唇和残留的圆韧带。此时可将髋臼下方尖撬换成双尖撬有利于显露髋臼（图2-15）。

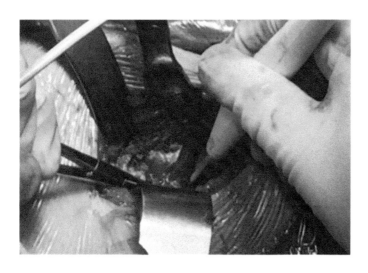

图2-12　**显露股骨颈**
适当清除髋关节前方的脂肪组织，显露前方关节囊，可以切除或切开关节囊显露股骨颈

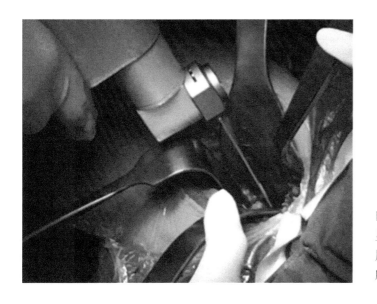

图2-13　**股骨颈截断**
显露股骨颈并使用尖撬保护周围软组织，轻度内旋下肢，垂直股骨颈水平截断

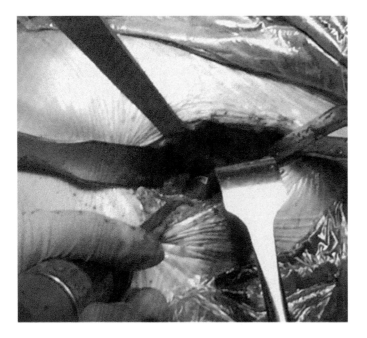

图2-14　使用取头器取出股骨头

注意：由于圆韧带连接股骨头和股骨头周围残存关节囊的存在或关节囊的粘连、骨赘增生等原因，如果没有适当处理，取出股骨头比较困难。一般适当松解关节囊，股骨头可以自由旋转，通过一个方向的旋转动作扭断圆韧带，这样取出股骨头往往比较容易

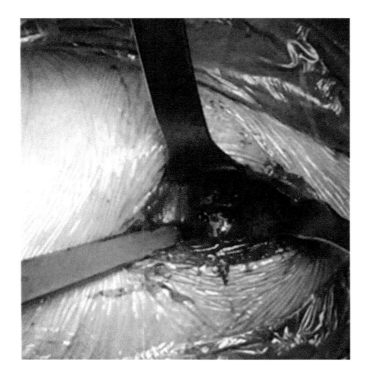

图2-15　显露髋臼

可以用三把尖撬显露髋臼，前方在髋臼前缘，近端在髋臼外上缘，下方在横韧带下方。注意：前方放入尖撬一般比较紧张，需要适当在前方关节囊沿髋臼前缘做一点点松解即可，下方关节囊往往比较紧张，也需要稍做松解

　　使用髋臼锉逐渐扩大磨锉，注意磨锉方向和深度，一般与身体纵轴成45°，与手术床成15°倾斜角度（图2-16）。磨锉过程中注意尽量清楚地显露髋臼前后壁，避免过度磨锉。

　　磨锉完成后，置入髋臼假体，使用两枚螺钉辅助固定，以达到良好的初始稳定性，置入相应内衬（图2-17，图2-18）。

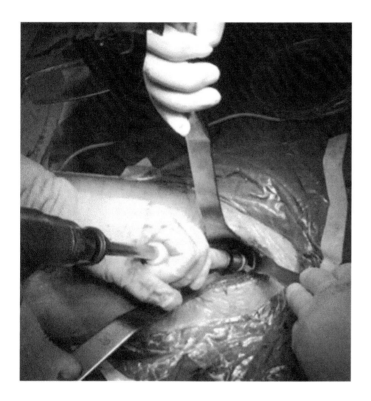

图2-16　髋臼磨锉
髋臼磨锉方向一般参考手术床的平面，具体磨锉方法和后外侧入路相同，只是方向有所不同，注意防止髋臼上移和注意保护髋臼前壁。如果磨锉方向不理想，往往是由于三把尖撬的显露不充分，需要适当调整尖撬的位置和进行适当地松解

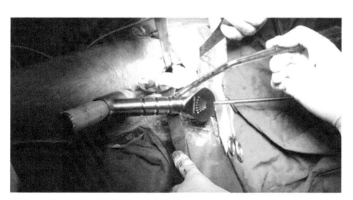

图2-17　髋臼假体安放角度
髋臼假体安放的角度可以参考手术床和地面，一般保持外倾角40°，即和手术床方向成40°，前倾角15°，即和地面成15°夹角。注意：由于下方股骨近端的阻挡，一般容易前倾角过大，术中注意髋臼持器尽量下压，与地面大概成10°夹角即可

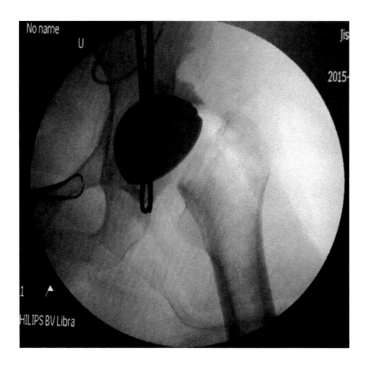

图2-18 术中透视髋臼假体位置

术中透视可以帮助判断髋臼假体的位置是否理想。一般保持外倾角40°～45°，前倾角10°～15°即可

处理股骨侧时，将手术床向远端、向下倾斜约30°，即头高足低位置；内收、外旋患肢显露股骨近端，此时需要进行股骨近端的松解，有利于显露。一般需要松解股骨近端大粗隆区域的关节囊，如果显露不足，需要适当松解外旋肌的止点（图2-19）。适当而足够的松解可以避免开髓困难和假体穿出股骨髓腔的并发症。松解完成后在大粗隆下方放一把尖撬，将股骨近端向上抬高，股骨近端内侧放另一把尖撬将股骨近端牵向切口外侧。可以适当调整下肢位置，如内收外旋有利于进一步显露。如果患者肌肉比较发达，建议麻醉师此时给予适当肌松，以缓解臀中肌紧张程度。使用开髓器打开股骨近端髓腔，注意开髓器紧贴大粗隆以防止假体内翻。

使用带有偏心距的股骨试模持器能减小股骨近端的显露范围，也可以减小假体穿出的风险（图2-20～图2-22）。逐号扩大至合适型号的试模，必要时摄片确认型号是否合适（图2-23）。

安装试模头，复位。活动髋关节，测试关节稳定性和双下肢长度，髋关节活动度满意无脱位，双下肢等长，取出试模，置入相应型号的股骨假体和股骨头。

逐层关闭切口，观察阔筋膜张肌完整性（图2-24）。

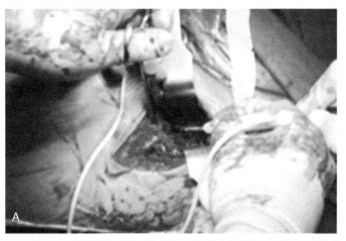

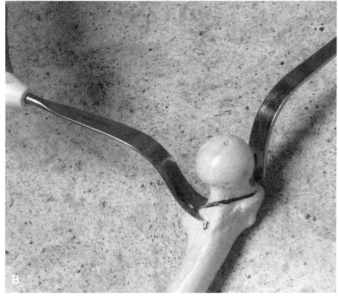

图2-19 **股骨侧处理**

处理股骨侧，此时需要将手术床远端向下折叠约30°，根据需要和显露的程度是否满意折叠角度可以增加或减小。松解的部位是股骨近端大粗隆部位的后上方关节囊和部分外旋肌的止点（A）。尖撬摆放位置见B图

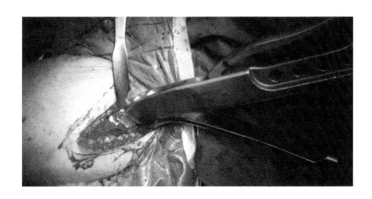

图2-20 **使用带有偏心距的股骨持器进行股骨近端开髓和扩髓**

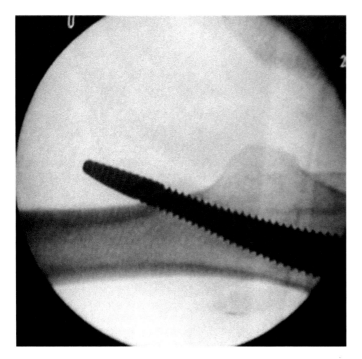

图2-21　股骨假体试模穿出股骨髓腔
开髓方向非常重要，由于体位的改变，显露的问题、股骨侧处理是前入路的难点，在早期假体穿出股骨髓腔是相对常见的并发症之一。但是只要注意开髓方向和充分松解，必要时透视确认方向，一般可以避免假体穿出的并发症

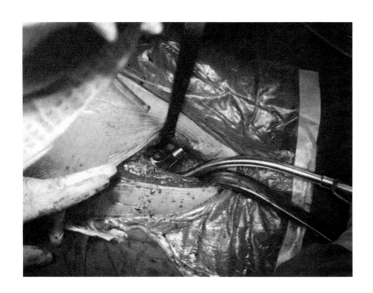

图2-22　使用带有偏心距的持器和股骨打器可以防止损伤阔筋膜张肌

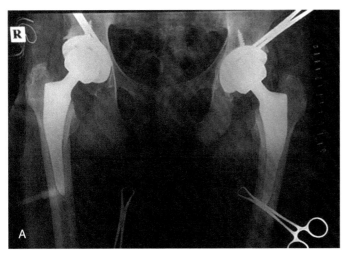

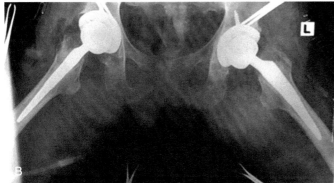

图2-23 术中正侧位片可以判断假体位置、型号大小、下肢长度等
A.假体位置满意，双侧下肢等长；B.侧位骶骨假体位置满意，没有穿出股骨髓腔

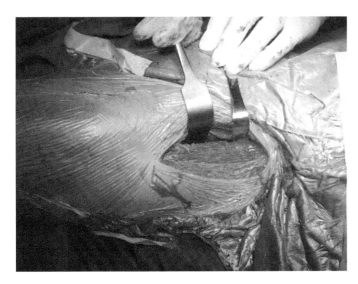

图2-24 阔筋膜张肌
完整无损的阔筋膜张肌是手术成功和质量的标志，阔筋膜张肌完整标志着松解合适，术中显露容易，术中损伤小

四、术后康复要点

根据术中情况决定患者术后下地负重时间。如果假体稳定性好，患者骨质良好，没有过度肥胖，术后1～2d即可在双拐保护下负重行走。

前入路只打开前方关节囊，没有切断任何髋关节周围肌肉，所以术后无须限制髋关节活动度，也不用担心有后脱位的风险。

根据患者具体情况及全身状况，在术后2周到1个月可过渡为单拐，1个月后可以弃拐行走。

五、并发症

1.骨折 股骨近端显露不理想、开髓方向失误、假体型号过大、过度追求紧密压配、骨质疏松等原因可能会造成术中大粗隆骨折、股骨近端骨折、假体穿出等。良好地显露是正确置入假体柄的关键，也是避免术中骨折的重要方法。

2.阔筋膜张肌损伤 肌肉紧张、肌肉发达、切口过小、没有使用带偏心距的股骨持器、股骨近端显露不足等原因可能会造成阔筋膜张肌损伤。所以在术中如果遇到困难，建议继续做适当松解，增加肌松药物可以尽可能避免损伤。

3.股外侧皮神经损伤 切口过于偏内、拉钩向内侧牵拉过度、时间过长、缝合错误等都可能造成股外侧皮神经损伤。切口位置正确、拉钩注意保护可以避免损伤此神经。该神经为皮神经，不影响髋关节功能，但会遗留大腿外侧麻木的症状。

4.假体位置问题 初学者采用此入路由于术者视角的改变，可能会出现髋臼假体前倾过大、股骨假体内翻位置入等错误。术中透视或摄片能避免假体位置错误。

（唐　竞）

参考文献

Hartford JM, Bellino MJ, 2017. The learning curve for the direct anterior approach for total hip arthroplasty: a single surgeon's first 500 cases. Hip Int, 27(5):483–488.

Meneghini RM, Elston AS, Chen AF, et al. 2017. Direct Anterior Approach: Risk Factor for Early Femoral Failure of Cementless Total Hip Arthroplasty: A Multicenter Study.J Bone Joint Surg Am, 99(2):99–105.

Molenaers B, Driesen R, Molenaers G, et al. 2016. The Direct Anterior Approach for Complex Primary Total Hip Arthroplasty: The Extensile Acetabular Approach on a Regular Operating Room Table.J Arthroplasty, 32(5).

Nam D, Meyer Z, Rames RD, et al. 2017. Is the Direct Superior, Iliotibial Band–Sparing Approach Associated With Decreased Pain After Total Hip Arthroplasty?J Arthroplasty, 32(2):453–457.

Ohmori T, Kabata T, Maeda T, et al. 2017. Selection of a surgical approach for total hip arthroplasty according to the depth to the surgical site. Hip Int, 27(3):273–280.

Ozaki Y, Homma Y, Baba T, et al. 2017. Spontaneous healing of lateral femoral cutaneous nerve injury and improved quality of life after total hip arthroplasty via a direct anterior approach.J Orthop Surg (Hong Kong), 25(1):1–7.

Shemesh SS, Robinson J, Keswani A, et al. 2016. The Accuracy of Digital Templating for Primary Total Hip Arthroplasty: Is There a Difference Between Direct Anterior and Posterior Approaches? J Arthroplasty, 32(6).

Sibia US, Turner TR, MacDonald JH, et al. 2016. The Impact of Surgical Technique on Patient Reported Outcome Measures and Early Complications After Total Hip Arthroplasty.J Arthroplasty, 32(4):1171–1175.

第三节　平卧位微创前外侧入路人工髋关节置换术

本节要点
- 随着术者经验的积累，可以逐步减小手术切口的长度。
- 有限而充分的软组织松解可以减小对软组织的损伤。
- 初学者应有足够的耐心，避免由于视角的改变而导致并发症。

一、介绍

在一些医院和医疗中心，广泛采用前外侧入路进行人工全髋关节置换手术。前外侧入路在不同的国家和地区也进行了一些改良，从而适应本地医师的操作习惯。为了便于显露，使手术操作过程更轻松，有些医师采用劈开臀中肌的前1/3部分。而对于一些追求微创理念的医师，则采用直接从臀中肌前方进入髋关节的方法，同时完整地保留臀中肌。

二、适应证和禁忌证

同本章第二节平卧位微创前入路人工髋关节置换术的适应证和禁忌证。

三、手术技术

良好的麻醉是保障手术顺利进行的关键，可根据患者全身情况选择合适的麻醉方法，全身麻醉和椎管内麻醉均可。充分的肌松会对显露股骨近端有帮助，尤其是臀中肌紧张或臀中肌比较发达的患者。采用全身麻醉有利于术中麻醉师配合增加肌松，减少手术创伤，降低手术难度。

平卧位优势在于容易控制患者在术中的体位，避免发生侧卧位时术中体位改变导致假体安放失误的情况。对于肥胖的患者，以及骨盆、腰椎存在畸形的患者，这种优势就更加明显，同时平卧位也更容易在术中比较准确地比较双下肢长度。对于麻醉，平卧位置有利于维持心肺功能的正常状态，避免侧卧位时全身麻醉插管或喉罩脱落，以及改变位置的风险。

麻醉完成后，将患侧髋关节尽量置于手术床边缘，对侧骨盆予以适当阻挡防止术中移位。患侧髋关节接近床缘有利于术中操作，同时使患侧肌肉下垂，有利于术中显露。上肢予以妥善固定，最好将肩关节内收，屈肘固定（图2-25），防止术中影响操作。

消毒之前标记髋关节体表标志，如大粗隆近端的轮廓。切口以大粗隆尖端为标志，切口起自大粗隆前上方，沿大粗隆中下部延伸，远端指向股骨干前方的弧形切口，长8～12cm（图2-26）。

常规消毒，铺手术单及无菌手术膜。注意患侧臀部接近手术床区域的消毒范围要足够。

切开皮肤、皮下组织至阔筋膜，适当分离浅层脂肪组织，沿大粗隆中后缘纵行切开阔筋膜，近端向上，远端向股骨前缘弧形切开（图2-27）。切开大粗隆滑囊，显露臀中肌前缘，观察臀中肌在大粗隆止点的关系。

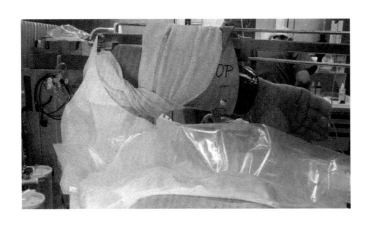

图2-25　患侧上肢固定
患侧上肢予以肩关节内收，屈肘固定，避免影响股骨侧操作

在臀中肌前缘用手指钝性分离，并向深部触摸到股骨颈前方，在股骨颈前、后及髋臼上缘各安放一把尖撬。清除股骨颈前方的脂肪组织（图2-28）。

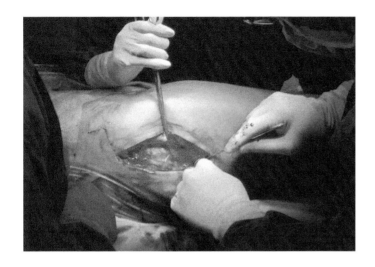

图2-26　手术切口位置
以大粗隆尖端为标志，切口起自大粗隆前上方，沿大粗隆中下部延伸，远端指向股骨干前方的弧形切口

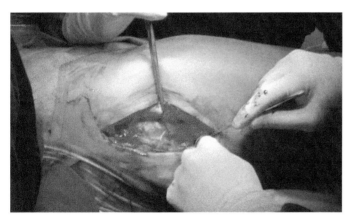

图2-27　手术切口方向
沿大粗隆中后缘纵行切开阔筋膜，近端向上，远端向股骨前缘弧形切开，显露大粗隆和臀中肌

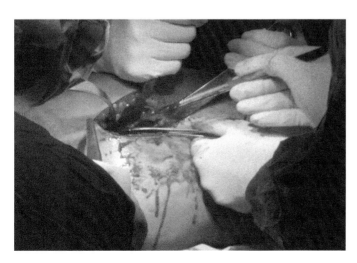

图2-28　显露髋臼前方
三把尖撬分别放置于股骨颈前、后及髋臼上缘显露髋臼前方。清除股骨颈前方的脂肪组织

H形切开关节囊，显露股骨颈。将尖撬置于关节囊内股骨颈前、后方。按术前设计保留股骨距，用摆锯截断股骨颈。注意保护大粗隆避免骨折，同时避免摆锯太深损伤髋臼结构。外旋患肢，使用取头器取出股骨头。由于圆韧带的存在，有时取出股骨头较为困难，可使用组织剪协助剪断圆韧带将股骨头取出。

在髋臼上方、前方、下方各放入一把尖撬显露髋臼，切除关节盂唇。此时可将髋臼下方尖撬换成双尖撬有利于显露髋臼。清除髋臼窝中的圆韧带及脂肪组织，注意观察髋臼前、后壁及周围骨赘增生情况，必要时清除骨赘以免影响对髋臼磨锉方向和深度的判断。

使用髋臼锉逐渐扩大磨锉，注意磨锉方向和深度，一般与身体纵轴成45°，与手术床成15°倾斜角度。磨锉过程中注意尽量清楚显露髋臼前、后壁，避免过度磨锉。

磨锉完成后，放入髋臼假体试模，评价环抱、压配是否满意，取出试模，置入髋臼假体。如果压配满意、假体固定牢固，不常规使用螺钉；反之，则使用两枚螺钉辅助固定，以达到良好的初始稳定性。置入相应内衬。

处理股骨侧时，将手术床向远端倾斜约30°，即头高足低位置；内收、外旋患肢显露股骨近端；屈曲膝关节改变下肢体位有利于显露；在小粗隆上方、大粗隆、臀中肌止点处各放一把尖撬（图2-29）；清除大粗隆近端部分关节囊及软组织，调整体位和拉钩位置，尽量清楚地显露股骨近端。如果患者肌肉比较发达，建议麻醉师此时给予适当肌松，以缓解臀中肌紧张程度。使用开髓器打开股骨近端髓腔，注意开髓器紧贴大粗隆以防止假体内翻。

使用带有偏心距的股骨试模持器能减小股骨近端的显露范围，也可以减小扩髓等操作对臀中肌的牵拉，帮助保护臀中肌（图2-30）。逐号扩大至合适型号的试模，必要时摄片确认型号是否合适。安装试模头，复位。活动髋关节，测试关节稳定性和双下肢长度（图2-31），髋关节活动度满意无脱位，双下肢等长，取出试模，置入相应型号的股骨假体和股骨头。

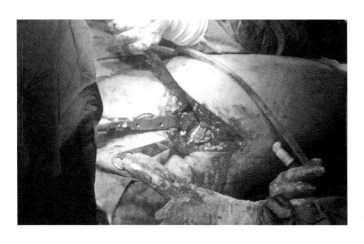

图2-29　显露股骨近端
在小粗隆上方、大粗隆、臀中肌止点处各放一把尖撬，显露股骨近端，扩髓前应充分进行股骨近端的软组织松解

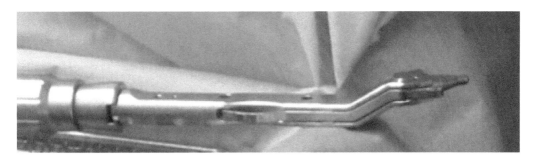

图2-30 带有偏心距的股骨持器（可以减小对臀中肌的牵拉，有助于保护臀中肌）

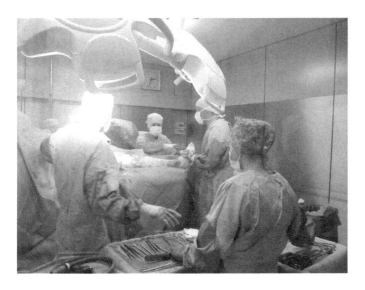

图2-31 平卧位比较双下肢长度更准确

最后，逐层关闭切口。

四、术后康复要点

根据术中情况决定患者术后下地负重时间。如果假体稳定性好，患者骨质良好，没有过度肥胖，术后1～2d即可在双拐保护下负重行走。

前外侧入路只打开前方关节囊，没有切断任何髋关节周围肌肉，所以术后无须限制髋关节活动度，也不用担心有后脱位的风险。

根据患者具体情况及全身状况，在术后2周到1个月可过渡为单拐，1个月后可以弃拐行走。

五、并发症

1.骨折　股骨近端显露不理想、开髓方向失误、假体型号过大、过度追求紧密压配、骨质疏松等原因可能会造成术中大粗隆骨折、股骨近端骨折、股骨干骨折等。良好的显露是正确置入假体柄的关键，也是避免术中骨折的重要方法。必要时可以术中透视以确认假体型号和假体位置，避免一味追求紧密压配而造成骨折发生。

2.臀中肌损伤　肌肉紧张、臀中肌发达、切口过小、没有使用带偏心距的股骨持器、股骨近端显露不足等原因可能会造成臀中肌损伤，特别是前1/3部分。所以在术中如果遇到困难，可以劈开臀中肌前1/3部分以利于良好地显露。

3.假体位置问题　初学者采用此入路由于术者视角的改变，可能会出现髋臼假体前倾过大、股骨假体内翻位置入等错误。随着术者经验的增多，一般会自行纠正，术中摄片或透视会对防止此类并发症有很大帮助。

（唐　竞）

参考文献

Bopp F, 2014. Total hip arthroplasty with a less invasive anterolateral approach. Z Orthop Unfall, 152(2):117-118.

Chen D, Berger RA, 2013. Outpatient minimally invasive total hip arthroplasty via a modified Watson–Jones approach: technique and results. Instr Course Lect, 62:229–236.

Greidanus NV, Chihab S, Garbuz DS,et al. 2013. Outcomes of minimally invasive anterolateral THA are not superior to those of minimally invasive direct lateral and posterolateral THA. Clin Orthop Relat Res, 471(2):463–471.

Inaba Y, Kobayashi N, Yukizawa Y, et al. 2011. Little clinical advantage of modified Watson–Jones approach over modified mini–incision direct lateral approach in primary total hip arthroplasty. J Arthroplasty, 26(7):1117–1122.

Nakai T, Liu N, Fudo K, et al. 2014. Early complications of primary total hip arthroplasty in the supine position with a modified Watson–Jones anterolateral approach. J Orthop, 11(4):166–169.

Repantis T, Bouras T, Korovessis P, 2015. Comparison of minimally invasive approach versus conventional anterolateral approach for total hip arthroplasty: a randomized controlled trial. Eur J Orthop Surg Traumatol，25(1):111–116.

Unis DB, Hawkins EJ, Alapatt MF, et al. 2013. Postoperative changes in the tensor fascia lata muscle after using the modified anterolateral approach for total hip arthroplasty. J Arthroplasty, 28(4):663–665.

Chapter 3

第 3 章

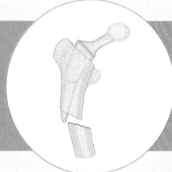

术前准备

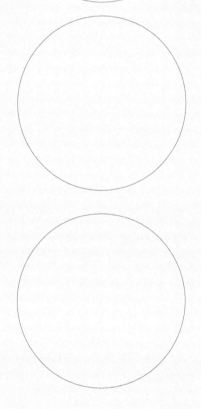

第一节　人工髋关节置换术的适应证与禁忌证

本节要点

· 选择正确的适应证，是保障手术成功的前提条件。

· 充分认识手术禁忌证，是避免手术失败的重要保障。

　　髋关节疾病是一直困扰人类健康的常见问题之一，患者往往因为髋关节的疾病严重影响生活质量。在过去的数百年间，人们虽然尝试了置入间隔物、关节融合、截骨，甚至髋关节离断等各种方法，仍然难以去除髋关节疾病引起的严重疼痛和随之而来的活动受限。髋关节疾病引起的劳动力丧失给患者和社会带来沉重的负担。

　　人工髋关节置换术是20世纪人类最具革命性的医学进展之一。材料科学、手术技术、无菌技术等各方面的进步，使得用现代人工关节重建晚期关节疾病的技术从梦想走进现实。不仅关节疼痛得到有效控制，功能重建让患者可以摆脱拐杖或轮椅独立生活，从而大大减轻了家庭和社会的经济、医疗负担。

　　长期随访结果表明，全髋关节置换20年以上生存率高达85%～90%。随着手术技术、假体设计、制造工艺的改善，手术效果还在不断进步。然而，与其他医疗技术一样，人工髋关节置换术的成功也取决于如何选择适宜手术的患者。任何手术干预都是有风险的，手术决策的过程就是对潜在风险和获益的利弊权衡。手术决策不仅应该考虑患者是否需要手术，还需要明确具体采取何种手术、在何种时机下手术对患者最为有利。包括关节置换术在内，针对髋关节的各种手术方法在临床效果和风险方面不尽相同，很多手术的适应证、禁忌证尚未取得广泛的临床共识。患者的疾病程度、手术期望、合并症等因素因人而异，没有任何一种治疗方法能适用于所有的患者。因此，临床决策需要患者和医师共同讨论、评估，需要医患之间充分沟通，让患者充分了解手术治疗的风险和获益，患者才能积极地参与到临床决策中来。

　　适应证和禁忌证是临床手术决策中权衡利弊、盈亏的关键环节，也是医患之间共同评估后进行决策的依据。简而言之，手术适应证是指手术对患者利大于弊的临床情况；反之，禁忌证是指手术并发症、失败等风险的概率过高，不宜进行手术的情况。对髋关节置换术，术前需要仔细评估患者的主诉、疾病情况、全身状况，权衡可能的获益和风险。全髋关节置换术面临着术后血栓栓塞、感染、脱位、骨折，甚至死亡等一系列并发症，尽管这些并发症的概率随着技术的进步不断降低，我们仍将患者可能从手术中获得的长期疼痛缓解、功能恢复等益处与并发症风险进行比较，才能做出恰当的决策。本章将着重阐述人工髋关节置换术的适应证和禁忌证。

一、人工髋关节置换术的适应证

人工髋关节置换术的目的是缓解疼痛、改善功能。手术适应证是不断变化和扩展的，并没有统一的金标准。手术的决策包括评估患者的自然病史和病情严重程度、可能的手术效果，以及并发症、手术失败的风险，患者的期望值和顺应性也是需要考虑的重要方面，这些复杂的因素组合使得对每一位患者的临床决策都需要个体化处理。

人工髋关节置换术最主要的适应证是疼痛。髋关节疼痛常表现为腹股沟或大腿近端疼痛，机械性疼痛常常随活动加重，休息后减轻，炎症性疼痛则可以是持续性的。疼痛通常不会跨过膝关节，臀部疼痛需要与腰椎神经根性疼痛相鉴别。不同患者疼痛的耐受程度不同，同样的疼痛可能会严重影响一些患者日常生活，但对其他患者可能并没有太大影响。临床医师需要鉴别患者的疼痛是否来自于髋关节、非手术治疗是否有效，以及疼痛对于患者的影响是否需要进行手术干预。

患者疼痛的程度与髋关节病变程度不一定一致，例如，关节融合的患者有严重的活动受限，却没有明显的髋关节疼痛，但可能伴随代偿性腰痛、对侧髋关节疼痛或膝关节症状。由于长期制动引起臀中肌等肌群和软组织萎缩，髋关节融合的患者进行关节置换后，虽然关节活动度增加，但关节稳定性降低，髋关节的疼痛、不稳定症状反而较术前增加。因此，对于髋关节融合患者的置换术应该仔细考量其利弊。

影像学检查能辅助诊断疾病及严重程度，帮助做出手术决策，但不能替代患者临床症状的作用。大多数髋关节疾病的影像学表现与临床症状一致，但也可能出现两者不一致的情况。有的患者影像学表现为关节病变严重，但临床症状轻微，而另一些临床症状明显的患者可能只有较轻的影像学表现的改变。因此，手术适应证的决策往往需要临床和影像学表现相结合才能作出准确的判断。对于关节影像学表现有轻中度病变，但髋关节疼痛症状不典型、活动度正常的患者，应该仔细鉴别症状来源再考虑合适的治疗方案。

患者的功能水平在临床决策中发挥重要作用，关节置换术可以帮助患者重建日常活动的功能，如使患者重返非体力劳动的工作岗位、完成家务、维持个人自理。如果患者的日常生活功能因为髋关节受到严重限制，并且不能通过非手术治疗改善，就应该考虑通过关节置换术来重建功能。例如，一些患者因为关节病变严重限制了活动能力乃至长期卧床，虽然活动减少也抑制了疼痛，但同时也使肺炎、压疮等其他全身并发症风险增高。即使患者疼痛不明显，但可因关节置换术所带来的活动能力改善可大大提高其生活质量。如果运动量大的患者出现活动相关的关节疼痛，那么减少体育活动通常可以缓解症状。通常关节置换术后应避免进行剧烈活动以延长关节寿命，而那些对运动水平期望较高的患者，如运动员，需要良好的医患沟通来帮助其降低对手术效果的不合理期望，因为关节置换术后通常不能让他们恢复到满意的高水平运动能力。

非手术治疗失败是关节置换术的另一个主要适应证。常见的非手术治疗包括使用行走助具（拐杖/手杖）、局部或全身药物治疗，以及生活方式调整。行为调整可以延长自然关节的寿命，对于轻度关节病变来说，可能避免剧烈运动就可以有效缓解症状。使用助具可以减轻行走时关节内应力，从而减轻症状。非甾体抗炎药是常用的口服镇痛药物，对于轻、中度患者可有效控制疼痛症状，但存在肝肾功能损害、胃肠道出血等不良反应。年轻患者应更多地尝试非手术治疗，即便是严重关节疾病的患者也应该从非手术治疗开始，因为这不仅可以改善患者部分症状，也可帮助医师了解患者的生活方式、对治疗的期望，以及对疼痛的耐受程度，有利于进一步的手术治疗。

年龄、体重等也是影响决策的重要因素。小于40岁的年轻患者通常预期寿命较长，如果早期行关节置换术可能会面临多次翻修的问题。因此，年轻患者应首先尝试保留自身关节的治疗，对关节置换术应更加谨慎。但替代手术治疗，如截骨、关节融合等，也应该尽量减少对后续关节置换术的不良影响。患者肥胖使手术难度增加，术后关节应力较大，血栓、脱位、假体松动等并发症风险增加。

二、人工髋关节置换术的禁忌证

人工髋关节置换术的绝对禁忌证主要包括活动的关节感染、骨髓炎或全身感染，这些情况导致关节假体周围感染和失败风险显著升高。既往有髋关节感染病史的患者术后感染复发的风险也会增加。当怀疑有感染风险时，应该进行感染相关的血液检查（如白细胞、C反应蛋白、红细胞沉降率、血培养等）和关节液穿刺检查（如白细胞、培养、抗生素敏感试验等）。对于持续性、化脓性关节炎的患者，关节切除成形术是较好的治疗选择。其他可能引起感染的疾病也常被列为髋关节置换术的禁忌证，如慢性肾衰竭、静脉吸毒、免疫缺陷等。

人工髋关节置换术的相对禁忌证通常是指可能引起手术不安全的临床合并症。任何增加围术期并发症和死亡率的合并症都可能使风险超过获益，如急性心肌梗死、脑血管疾病、恶性肿瘤等。骨盆大剂量放射治疗、髋关节Charcot关节病等可引起手术松动率升高，不适宜进行髋关节置换术治疗。外展肌无力、痴呆等疾病使术后关节稳定性下降，易发生脱位等并发症，应尽量避免髋关节置换术治疗。此外，患者应该对手术效果和并发症有正确的期望，并且能接受术后的康复训练和生活方式的调整。

（唐　浩）

参考文献

Arsoy D, Woodcock JA, Lewallen DG, et al. 2014. Outcomes and complications following total hip arthroplasty in the super–obese patient, bmi > 50. J Arthroplasty, 29:1899–1905.

Bradley BM, Griffiths SN, Stewart KJ, et al. 2014. The effect of obesity and increasing age on operative time and length of stay in primary hip and knee arthroplasty. J Arthroplasty, 29:1906–1910.

Caton J, Prudhon JL, 2011. Over 25 years survival after charnley's total hip arthroplasty. International orthopaedics, 35: 185–188.

Coobs BR, Xiong A, Clohisy JC, 2015. Contemporary concepts in the young adult hip patient: Periacetabular osteotomy for hip dysplasia. J Arthroplasty, 30(7):1105–1108.

Czyzewska A, Glinkowski WM, Walesiak K, et al. 2014. Effects of preoperative physiotherapy in hip osteoarthritis patients awaiting total hip replacement. Arch Med Sci, 10:985–991.

Daras M, Macaulay W, 2009. Total hip arthroplasty in young patients with osteoarthritis. Am J Orthop (Belle Mead NJ), 38:125–129.

Davis AM, MacKay C, 2013. Osteoarthritis year in review：Outcome of rehabilitation. Osteoarthritis Cartilage, 21:1414–1424.

Della Valle CJ, Berger RA, Shott S, et al. 2004. Primary total hip arthroplasty with a porous–coated acetabular component. A concise follow–up of a previous report. J Bone Joint Surg Am, 86–A:1217–1222.

Digas G, Georgiades G, Lampropoulou–Adamidou K, et al. 2013. The twenty–year survivorship of two cdh stems with different design features. Eur J Orthop Surg Traumatol, 23:901–906.

Jacobsson SA, Djerf K, Wahlstrom O, 1996. Twenty–year results of mckee–farrar versus charnley prosthesis. Clin Orthop Relat Res, S60–68.

Keeney JA, Martell JM, Pashos G, et al. 2015. Highly cross–linked polyethylene improves wear and mid–term failure rates for young total hip arthroplasty patients. 25(5): 435–441.

Liu W, Wahafu T, Cheng M, et al. 2015. The influence of obesity on primary total hip arthroplasty outcomes: A meta–analysis of prospective cohort studies. Orthop Traumatol Surgery & Research, 101(3): 289–296.

Meding JB, Ritter MA, Keating EM, et al. 2015. Twenty–year followup of an uncemented stem in primary tha.

Clin Orthop Relat Res, 473: 543–548.

Pedersen AB, Svendsson JE, Johnsen SP, et al. 2010. Risk factors for revision due to infection after primary total hip arthroplasty. A population–based study of 80,756 primary procedures in the danish hip arthroplasty registry. Acta Orthop, 81:542–547.

Peters CL, 2015. Mild to moderate hip oa: Joint preservation or total hip arthroplasty? J Arthroplasty, 30(7): 1109–1112.

Robbins GM, Masri BA, Garbuz DS, et al. 2001. Primary total hip arthroplasty after infection. Instr Course Lect, 50:317–333.

Romeo A, Parazza S, Boschi M, et al. 2013. Manual therapy and therapeutic exercise in the treatment of osteoarthritis of the hip：A systematic review. Reumatismo，65:63–74.

Urquhart DM, Hanna FS, Brennan SL, et al. 2010. Incidence and risk factors for deep surgical site infection after primary total hip arthroplasty: A systematic review. J Arthroplasty, 25:1216–1222.

第二节　髋关节置换术前评估及术前设计

> **本节要点**
> · 髋关节置换术前评估（包括病史、查体、辅助检查）至关重要。
> · 术前疼痛的评估有助于明确手术指征。
> · 术前设计和模板测量非常必要，可以帮助准确重建关节的各种参数。

人工髋关节置换术是骨科最为成熟、最为成功的手术之一。通过人工髋关节置换术，可以治疗晚期髋关节疾病，缓解疼痛和改善功能。在至少10年的随访中，提示髋关节置换术可以获得90%以上的满意度。而如何评估一个包括术前、术后髋关节疼痛的病例，对于正确选择患者，提高患者满意度来说至关重要。

一、病史

患者的主诉是整个病史构成的最基本要素之一，因此，面对一个患者的时候一定要倾听患者的主诉，通过患者的主诉判断髋关节置换术是否可以满足患者的要求。通常来到诊室的患者最常见的原因是髋关节部位疼痛，其次是髋关节功能障碍和步态异常。通过询问患者的主诉，可以对整个疾病有一个基本的判断，从而指导进一步询问病史。

通常在病史的采集过程中需要向患者询问与主诉相关的症状，一个有经验的医师应该从病史采集过程中挑选出对于诊断和鉴别诊断最相关的信息，从而作出正确的判断。髋关节部位疼痛是最常见的主诉，因此，在病史采集的过程中需要向患者询问疼痛的严重程度、部位、持续时间，以及加重或减轻的因素。

在判断疼痛严重程度的时候可以使用VSA评分进行客观的评估，VSA不仅可以作为髋关节置换术效果的评估，也可以判断疼痛的严重程度。如果患者有剧烈的疼痛，并且是短时间内加剧的，对于年轻患者应该考虑是否可能存在髋关节部位的感染，而老年患者则需要考虑是否存在恶性肿瘤的可能。

髋关节内原因造成的髋关节疼痛可以有不同部位的表现，大致上可以分为以下3类：腹股沟区的疼痛、大腿区的疼痛，以及臀部的疼痛，这主要是因为髋关节部位神经分布决定的。髋关节周围有闭孔神经、股神经和坐骨神经，因此，髋关节周围的疼痛也应该考虑这些神经分布区其他疾病的可能，包括腰椎病变、盆腔疾病，甚至膝关节疾病。

二、查体

（一）步态

当患者步入诊室的时候，观察患者的步态就可以获得一定的信息。髋关节疾病最典型的步态是"Trendelenburg"步态，由于臀中肌功能障碍引起髋关节外展肌肌力下降，从而导致患者行走时上半身出现摇摆的情况。

疼痛步态时，患者行走往往出现步幅缩短，此步态提示存在下肢的疼痛，但这种步态不仅仅出现在髋关节疾病中，任何疾病导致下肢存在疼痛症状都可以出现这种步态。当髋关节僵直的时候，患者在行走过程中往往会需要旋转上身以向前运动，因此，观察患者行走时是否出现上身的旋转往往提示髋关节的活动度。

（二）视诊

通过视诊除了观察患者的步态之外还可以获得更多的信息，我们可以观察患者是否存在脊柱的畸形、下肢的畸形，并且可以初步判断患者是否存在类风湿关节炎或强直性脊柱炎。

下肢长度的测量对于重建髋关节是重要的一个环节。双下肢的相对长度可以从髂前上棘或耻骨联合至内踝进行测量，绝对长度则可以从大粗隆尖至内踝进行测量，也可以通过Allis征进行股骨和胫骨长度的检查。

通过视诊还需要观察髋关节局部皮肤的情况，明确有无手术切口、有无伤口、有无感染窦道等。

（三）触诊与活动度的检查

对于一个髋关节疼痛就诊的患者，一定要进行直腿抬高试验，通过该检查可以判断疼痛是否来源于腰椎；如果是髋关节病变的患者，在做此项检查时出现的疼痛往往局限于腹股沟区。

髋关节的活动度也是查体的一个重点，因为髋关节活动度受限不仅仅提示了髋关节本身的疾病，同时也是手术时需要矫正的一个病理状态。髋关节本身的病变往往会引起髋关节的屈曲外旋畸形，在查体过程中需要仔细检查髋关节在各个方向上的活动度。髋关节屈曲畸形会导致下肢跛行，通过Thomas征也可以评估髋关节屈曲畸形的程度，Thomas征检查时需要将健侧（对侧）髋关节屈曲限制腰椎的过伸，然后观察检查侧髋关节屈曲的程度。

Trendelenburg征是髋关节特殊查体的重要一项，用以判断髋关节外展肌功能，检查时让患者用检查侧单腿站立，观察患者骨盆的状态，如果向对侧倾斜则为阳性，提示髋关节外展肌功能受限。

三、辅助检查

髋关节重建的术前辅助检查主要是影像学检查，包括普通X线片及CT等。当然，要想很好地评估影像学资料应该首先获得高质量的X线片或CT。

（一）X线摄片检查

每一个需要接受人工髋关节置换术的患者都需要有双侧髋关节正侧位的X线片，一个合格的双侧髋关节正位投照中心应该位于耻骨联合中央，投照范围需要包括双侧髂前上棘及股骨干中部（图3-1）。投照时患者应该平卧于床板之上，双下肢内旋15°左右。

通过阅读X线片可以证实最初的诊断是否正确，明确患者的疾病种类，包括髋关节发育不良、类风湿关节炎等；同时X线片不仅提供了骨形态的信息，也提供了骨质量的信息。术者需要观察患者是否存在骨质疏松，以及髋臼侧、股骨侧骨形态的情况，这对于选择假体的类型都是至关重要的。

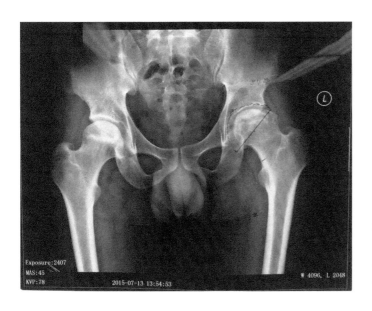

图3-1 **标准的双侧髋关节正位X线片**
这是典型的术前X线片，要求以双侧髋关节中心为投照中心，并且带有足够长度的股骨近端

（二）CT检查

对于一些复杂病例可能需要进行CT检查，以进一步明确髋关节的骨性形态。通过CT检查可以了解髋臼内壁和前后柱的骨量，为假体安放提供更为详细的参考；同时CT检查还可以明确股骨近端的形态，通过股骨颈解剖轴线和股骨远端后髁轴面的扫描可以测量股骨侧的前倾角，以帮助术者进行很好的术前准备。

四、模板测量

人工髋关节置换术是对髋关节进行的一个重建手术，需要很好地重建双侧髋关节的长度、角度及偏心距。在获得一个很好的髋关节正位X线片之后，可以进行各个指标的测量，同时通过X线片观察各个畸形的情况及双下肢不等长的情况。

模板测量过程即相当于模拟手术过程，一般进行模板测量始于髋臼侧。进行髋臼侧模板测量时需要测量髋臼假体的大小、观察髋臼安放的角度，以及上下、深浅的位置，用以判断髋臼磨锉时向上方及内侧磨锉的深度（图3-2，图3-3）。

模板测量的第2个重点是进行股骨侧的测量，首先要注意股骨假体大小的选择，其次需要注意股骨假体安放时的位置，不要过度内翻或外翻，同时注意股骨侧的偏心距，选择合适的假体类型进行准确重建（图3-4）。可以使用两条简单的线条判断股骨大粗隆和股骨头的位置关系，如图3-5画一条股骨解剖轴线，通过股骨大粗隆顶点画出这条线的垂线，判断这条垂线和股骨头中心的位置关系，可以帮助准确控制下肢长度。具体方法在控制肢体长度章节将进行详细阐述。

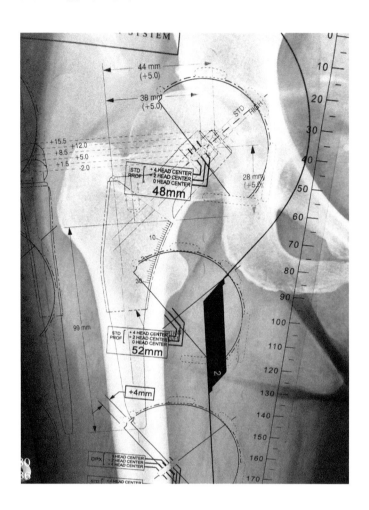

图3-2　使用模板测量
髋臼侧以双侧坐骨结节最低点的连线为水平参考，先保证髋臼外倾角约45°位置，找到合适大小的型号，一般以预计打磨到软骨下骨为宜。髋臼下缘基本平齐泪滴下缘，内侧贴紧内壁，此时确定模板髋臼的旋转中心，并做记号。找到髋臼上下缘和臼底的中心点，确定位置后画图

　　不同患者有不同的偏心距（图3-6），此时应选择不同设计假体，如图3-7A所示为不同的高偏心距假体、内翻假体、普通偏心距假体。普通股骨假体偏心距为37mm，当股骨柄在合适位置时，普通偏心距假体股骨头中心在理想髋臼旋转中心外侧，此时高偏心距假体的水平偏心距为43mm，股骨头的中心和髋臼中心点重合。对于这个术前设计提示应使用高偏心距假体，原则是在不增加下肢长度的基础上重建股骨侧偏心距。调整模板型号到适合股骨髓腔大小，以柄的模板内外侧都接触到骨皮质内缘为宜，此时标记股骨距保留的长度（图3-3）。术前可以通过模板测量预计使用不同设计类型的假体，不同设计类型的假体会有不同的偏心距（图3-7B），适合不同的人群。术中应通过触摸股骨小粗隆位置或摄X线片准确保留股骨距的长度，以确保下肢等长。注意：股骨距长度因人而异，可长可短，以重建下肢长度为主要目的。

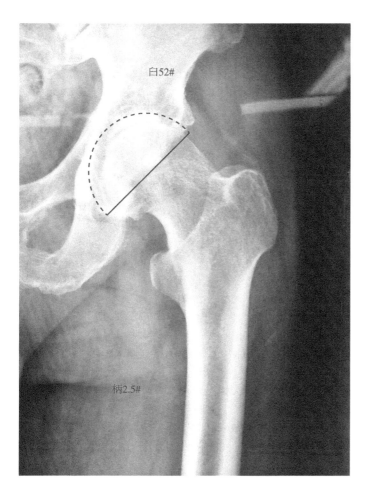

图3-3　画图后标记髋臼理想的旋转中心位置和假体大小的型号

原则：单侧病变以健侧为标准，所以术前画图在健侧；双侧病变以理想的旋转中心为参考，不建议上移

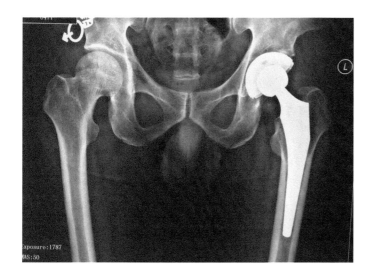

图3-4　标准的术后双侧髋关节正位X线片（假体柄位置和术前设计一致）

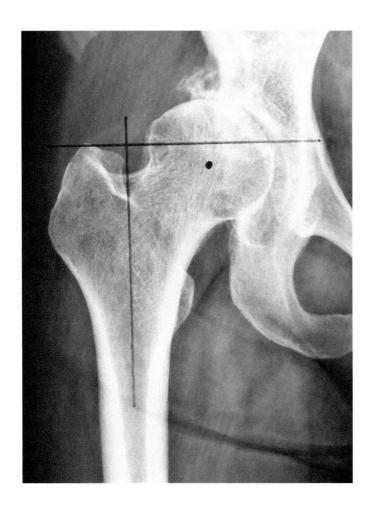

图3-5 股骨头高度与股骨大粗隆的位置关系

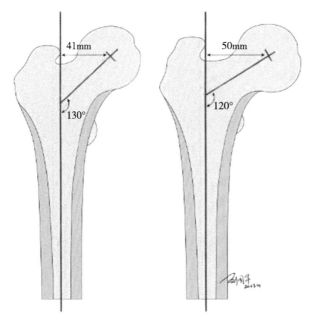

图3-6 股骨头的水平偏心距

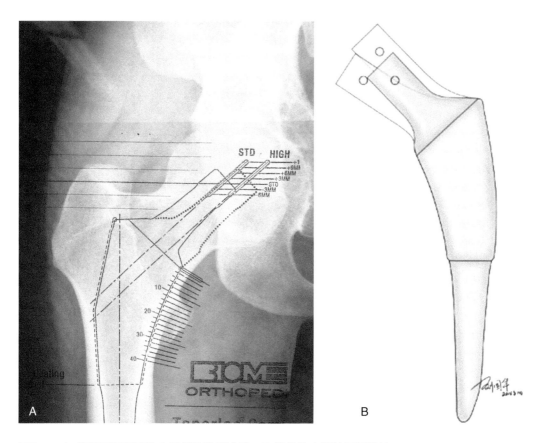

图3-7 A.模板显示不同偏心距假体选择方法；B.假体偏心距的不同设计

　　在完成髋臼侧和股骨侧初步的模板测量以后，即确定了髋臼假体和股骨假体的旋转中心。两个旋转中心在远、近端的轴向距离即是患肢术后延长的长度，此时需要考虑术前查体的情况，包括术前髋关节活动度、Thomas征，用以考量患者髋关节周围软组织情况。结合患者髋关节周围软组织情况及术前模板测量来综合考虑髋关节的松解，以及假体安放。如果股骨旋转中心在髋臼旋转中心上方位置较多，则应该松解的软组织较多；如果股骨旋转中心在髋臼旋转中心上方位置较少，则应该松解的软组织较少；如果术前模板测量髋臼旋转中心在股骨旋转中心上方，则表示软组织过度松弛，应进行重新设计。在确定假体安放位置后则可以确定股骨距截骨的位置，从而可以更为精确地重建整个髋关节（图3-8，图3-9）。

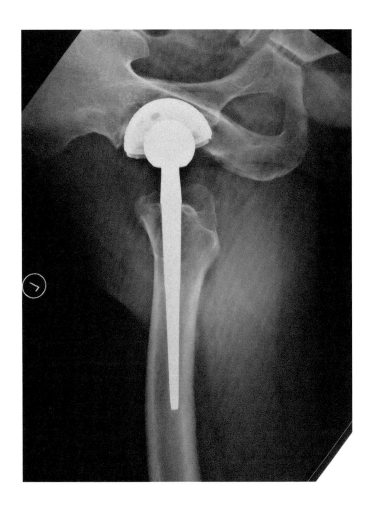

图3-8　侧位X线片

用于判断股骨前弓的影响，如果股骨有畸形，或前弓过大，考虑使用相对短柄假体，或带有前弓弧度的假体，避免术中假体穿出股骨髓腔，或造成局部应力集中，引起大腿痛

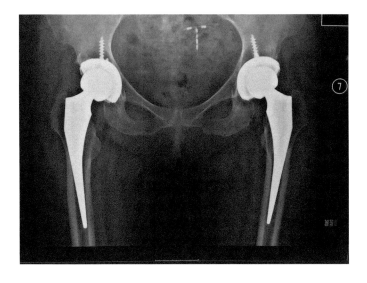

图3-9　术后双侧髋关节正位X线片

正常标准：髋臼外倾45°，前倾约15°，柄大小合适，保持中立，下肢等长。注意：术后评估有助于修正可能出现的误差，对比术前设计可以发现实际操作中和设计上存在的差别，尤其是股骨距保留的长度是否合适。反复对比有利于减少以后手术的误差，使设计和手术更加一致

（邵宏翊）

参考文献

Archibeck MJ, Cummins T, Tripuraneni KR, et al. 2016. Inaccuracies in the use of magnification markers in digital hip radiographs. Clin Orthop Relat Res, 474(8): 1812–1817.

Bijlsma JWJ, Berenbaum F, Lafeber FP, et al. 2011. Osteoarthritis: an update with relevance for clinical practice. The Lancet, 377(9783): 2115–2126.

Coleman RE, 2006. Clinical features of metastatic bone disease and risk of skeletal morbidity. Clin Cancer Res, 12(20 Pt 2): 6243s–6249s.

Harkess JW, Crockarell JR, 2012. Preoperative evaluation. Campbell's operative orthopaedics (12th ed) Volume I Chapter3, Arthroplasty of the hip: 180–183.

Harris WH, Sledge CB, 1990. Total hip and total knee replacement. N Engl J Med, 323:725–731.

Jain N, Sah M, Chakraverty J, et al. 2013. Radiological approach to a child with hip pain. Clin Radiol, 68(11): 1167–1178.

Lane NE, 2007. Clinical practice: Osteoarthritis of the hip. N Engl J Med, 357:1413–1421.

McArthur B, Cross M, Geatrakas C, et al. 2012. Measuring acetabular component version after THA: CT or Plain radiograph? Clinical Orthopaedics and Related Research, 470(10): 2810–2818.

Petretta R, Strelzow J, Ohly NE, et al. 2015. Acetate templating on digital images is more accurate than computer–based templating for total hip arthroplasty. Clin Orthop Relat Res, 473(12): 3752–3759.

Pivec R, Johnson AJ, Mears SC, et al. 2012.Hip arthroplasty. The Lancet, 380(9855): 1768–1777.

Reiman MP, Mather RC, Cook CE, et al. 2015. Physical examination tests for hip dysfunction and injury. Br J Sports Med, 49:357–361

Wilson JJ,Furukawa M, 2014. Evaluation of the patient withhippain. Am Fam Physician, 89(1):27–34.

Zampelis V, Ornstein E, Freanzén H,et al. 2014. A simple visual analog scale for pain is as responsive as the WOMAC, the SF–36, and the EQ–5D in measuring outcomes of revision hip arthroplasty. Acta Orthop, 85(2): 128–132.

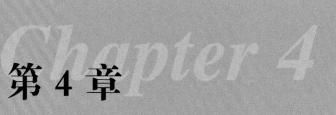

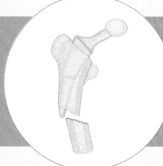

第 4 章

Chapter 4

如何摆脱初次人工
髋关节置换中的困境

第一节　如何控制双下肢不等长

本节要点
- 仔细完成术前模板测量，术中准确重现术前设计的要点，可以避免发生术后双下肢不等长。
- 术中应使用多种方法比较双下肢长度，互相弥补可能的误差，及时调整，可以尽量准确控制下肢长度。

人工全髋关节置换术后下肢不等长是术后常见并发症之一。准确保持或恢复下肢长度是人工全髋关节置换（THA）手术的重要内容，往往也是手术的难点。无论术前下肢是否等长，术后都有可能出现下肢不等长。虽然多数情况下临床上可以接受，但其中部分患者仍会有明显症状或明显不适。下肢不等长造成的跛行、下腰痛、不稳定感等是常见的不良后果，尤其是年轻患者会对手术满意度明显下降。

术中如何避免发生双下肢不等长和术后处理方法是一直备受关注的话题。什么样的患者和情况会容易出现下肢不等长，有何种应对方法，如何准确重建下肢长度是本节讨论的主要内容。

一、术前评估

良好的术前评估非常重要，包括临床评估和影像学评估两方面。临床体格检查可以发现患者下肢功能性不等长，如腰椎侧弯、骨盆倾斜等原因导致患者功能上的下肢不等长，这种评估有利于初步判断功能上的不等长是否容易纠正。放射学评估可以通过影像学测量进行，通过测量双下肢全长片，发现双下肢的真性不等长，通过比较精确的测量，了解不等长的程度，为手术提供比较准确的指导。

体格检查比较双下肢长度一般采用髂前上棘或大粗隆到内踝的长度。为减少膝关节畸形的影响，可以测量从大粗隆到外侧膝间隙和外侧膝间隙到外踝的长度进行比较。体格检查可以发现患者功能性下肢不等长并初步判断其严重程度，如合并存在的脊柱侧弯、骨盆倾斜等，同时判断是否可以被动的进行纠正，如果畸形不能被纠正（如固定的脊柱侧弯畸形），需要根据实际情况调整假体的位置。

对于一些特殊的患者，容易出现术后下肢不等长，需要术前进行仔细的规划，充分评估发生下肢不等长的可能性，如髋关节发育不良、髋关节内翻畸形、骨盆倾斜、脊柱侧弯、术前双下肢绝对不等长等。术前应充分评估骨盆、脊柱的畸形，仔细观察患者步态及站立姿势。对于固定而且不可纠正的骨盆与脊柱畸形，术中应充分考虑下肢不等长的可能性，并予以适当处理。对于手术不能纠正的不等长，或者手术后预计会加重的不等长，术前需要对患者充分解释沟通，避免造成不良后果。

术前影像学评估包括全面的影像学检查，即双髋关节正位、双髋关节侧位、骨盆正位、双下肢全长正位。如合并脊柱等畸形，应摄脊柱全长正侧位X线片，必要时增加CT检查并进行三维重建，可以比较直观地了解患者畸形情况。

术前测量一般用双侧坐骨结节连线或采用双侧泪滴下缘连线作为参考。通过测量股骨头中心或大粗隆顶点到该连线的距离，了解双侧下肢不等长的程度。下肢全长X线片的测量对评价下肢不等长也有很大帮助，尤其是幼年时期的陈旧感染、单侧发育不良或髋关节高脱位的患者，往往合并下肢的绝对不等长。建议术前摄下肢全长X线片，了解下肢绝对不等长的程度，术中应予以充分考虑。同时高脱位的患者可能合并膝关节外翻畸形，即使轻度的外翻畸形也可能会变得非常明显，容易引起个人的不满。术前的下肢全长X线片可以发现和评估外翻的程度，适当的术前宣教是非常必要的。

模板测量对手术有很大帮助（图4-1）。在一定程度上可以理解为：准确的模板测量＋准确的术中重建＝下肢等长。术前要有准确的模板测量，尽量设计成理想的假体角度、型号、位置和长度，术中术者要发挥良好的手术技术，重现术前设计的基本参数，如假体型号位置。只有这样才能实现完美的关节重建过程，得到好的结果。影响下肢长度的因素包括髋臼的上移、股骨距保留太长或太短、软组织松解过度造成松弛、软组织松解不足造成过度紧张等。一般来说，软组织松解过度造成的松弛比较常见。软组织松解可以帮助显露手术范围并减少软组织弹力，方便手术操作，减小了手术难度。所以临床上因松解过多造成的下肢长度增加的情况非常常见。

单侧病变患者，一般测量以健侧为标准。髋臼及股骨的重建和截骨位置均应以健侧为参考。通过术前的模板测量，可以初步确定髋臼假体的大小型号和安放位置，以及股骨假体型号和股骨距保留长度，这些参考指标应在手术中予以重现。术中摄X线片可以初步确认假体的位置并进行下肢长度的初步评价，有助于判断髋臼是否上移、股骨距保留长度是否合适等，避免出现下肢不等长（图4-2）。

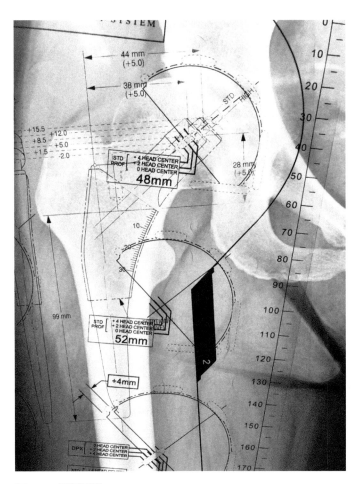

图4-1　模板测量

先确定髋臼：以双侧坐骨结节最低点为水平参考，找到适宜型号
的髋臼模板，保持外倾角45°，确定髋臼中心点。再确定股骨：
使股骨头中心和髋臼中心重合后，再调整模板到匹配髓腔型号合
适为宜

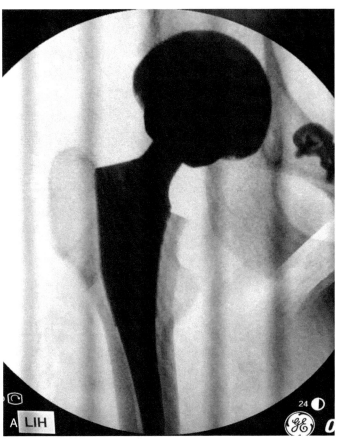

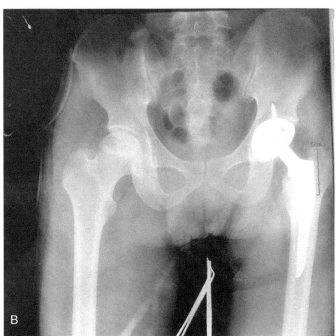

图4-2 **术中摄X线片**
术中摄X线片或透视由于侧卧位的投照角度和体位因素的影响，往往不十分清楚，而且多数情况下只能比较完整地显示单侧髋关节（A），不利于进行双侧下肢长度的比较。但是术中摄X线片可以评估股骨距保留长度是否合适、髋臼是否上移，这些参数可以和术前设计对比，预计下肢长度情况（B）。符合要求的X线片可以显示双侧髋关节，可以比较直观地观察、比较下肢长度是否合适

二、术中下肢长度的评估

术中要及时进行双下肢长度的评估，因为无论术前的评估如何，都要在术中准确地重现术前设计，才能尽可能地保持双下肢等长，如髋臼重建的位置、股骨距保留长度等应尽可能与术前设计一致。

平卧位的手术体位比较容易更准确地比较双下肢长度，而侧卧位的手术体位由于上侧肢体的内收、体位变化等因素的影响，比较双下肢长度容易产生误差（图4-3）。骨盆倾斜和脊柱侧弯的患者比较下肢长度时要充分考虑由于这些部位的畸形对下肢长度的影响。

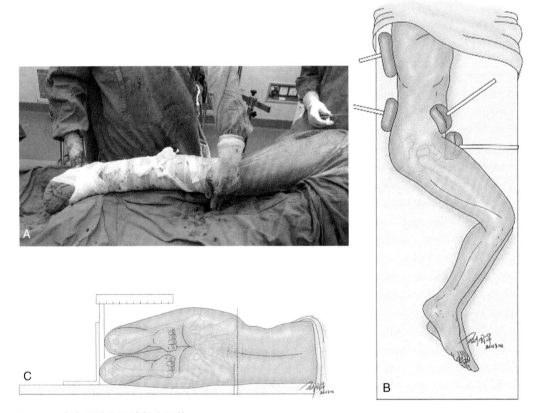

图4-3　术中侧卧位下肢长度评估

术中通过触摸髌骨位置和足跟位置也可以评估下肢长度重建情况（A），但侧卧位由于上侧肢体内收，髌骨和足跟并不处于同一水平（B、C）。一般比较时上侧肢体感觉稍短比较合适，如果上侧肢体较长，则肢体肯定延长；如上侧肢体和下侧肢体等长，则可能稍有延长。术者应在每次手术中比较下肢长度，必要时摄X线片确认，反复比较可以增加术者的经验和手术的准确性术中安装假体试模后，可以进行初步评估股骨头的相对高度是否合适，参考术前设计调整股骨头的长短、股骨距长度、股骨假体的深度，从而保证下肢长度相等（图4-4）。

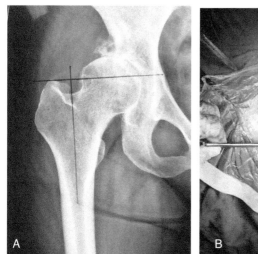
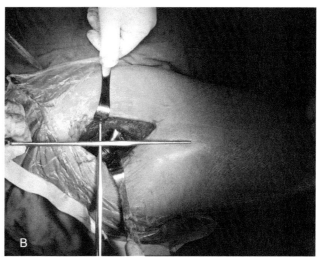
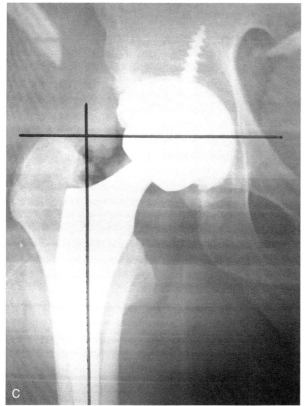

图4-4　**术中确保下肢等长方式**
另一种比较方式是术前X线片比较大粗隆高度和股骨头中心的相对位置，即通过股骨髓腔中心画一条线，另一条线通过大粗隆顶点垂直于第一条线，预计股骨头中心和第二条线的关系，股骨头中心可能在第一条线的上方、下方或者正好在第二条线上（A）。术中可以直观的比较股骨头的重建位置（B），并可以和术中X线片对比（C），准确重建下肢长度。注意：一般比较长度的各种方法都可能存在误差，也就是说单靠一种方法往往是不够的，通常需要使用各种方法进行比较来弥补使用某一种方法可能导致的失误，这样才能尽可能准确重建下肢的长度

　　术中软组织的张力情况对下肢长度有很大影响。如果软组织松解过度，一般会导致下肢延长；相反，如果软组织松解不足，过于紧张，则一般会导致关节紧张下肢短缩。

　　术中摄X线片对于评价下肢长度也有帮助。由于侧卧位的手术体位导致上侧肢体相对内收，髋关节轻度屈曲，所以术中摄X线往往不十分清楚。一般通过摄X线片可以了解髋臼是否上移、股骨距保留长度是否和术前设计一致、小粗隆与坐骨结节的相对位置等对下肢长度的判断有一定帮助，但往往不是评价下肢长度的主要方法。

　　目前有一些用于评价下肢长度的方法，但各种方法都各有利弊。一般认为，多种方法综合考虑能够给予术者在术中更多的参考和提示，防止单纯用某一种方法而造成测量误差，从而尽量保持下肢等长（图4-5）。

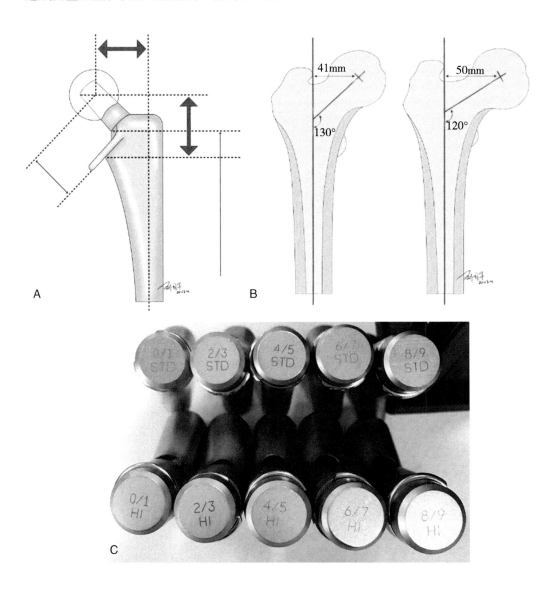

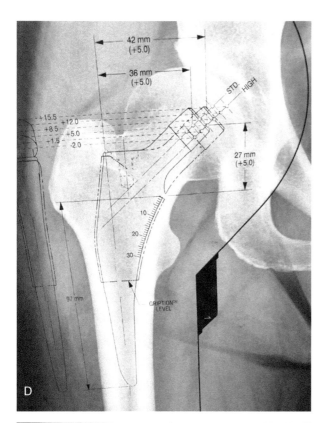

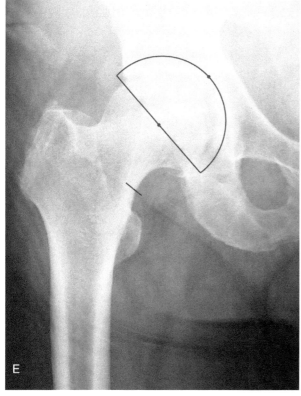

图4-5　**假体选择**

选择合适的假体对于重建下肢长度
尤为重要，一般假体可以考虑在水
平方向和垂直方向重建股骨偏心距
（A）。根据不同类型的骨质情况
（B）可以选用不同偏心距设计的假
体类型（C）。股骨距保留长度根据
选择假体的偏心距决定，每个患者可
能都不一样（D，E）

我们一般主张多种方法互相参考，同时使用。术前使用模板进行测量和设计，确定髋臼旋转中心的位置、股骨距保留的长度。术中尽量保持髋臼旋转中心和股骨距保留长度与术前设计一致，可以术中摄X线片确认。术中比较股骨头中心位置和大粗隆的相关位置，测试关节松紧度是否合适。通过体表标志，如膝关节和足跟的相对位置比较下肢长度。通过多种方法相互参考，一般能避免出现下肢不等长的并发症。其实每一种方法都不能十分准确，多少会存在一定误差，尤其是术中准确重建非常依赖术者的手术技术水平，术中为了追求稳定或更稳定，术者往往被动接受了一定程度的不等长。所以为了保持下肢等长，一定需要多种方法相互参考，弥补各自存在的误差，尽可能发现不等长，术中予以纠正，防止严重不等长的情况发生。

三、术后下肢不等长的评估和处理方法

双下肢不等长在THA术后非常常见，是最常见的并发症之一。多数下肢不等长是可以被患者耐受并且没有临床症状，其中部分患者会导致跛行和不适的主诉。

术后评价应首先确定是功能性不等长还是真性不等长。功能性不等长通常在术前评估中会有所预计，如固定的骨盆倾斜、脊柱侧弯、同侧或对侧膝关节内外翻畸形等。而真性不等长往往与手术直接相关，通过常规的影像学评估，如双髋关节正位X线片、双下肢全长X线片，一般比较容易进行判断。

THA术后功能性下肢不等长是不等长中最常见的原因，多数患者是由于术前存在的脊柱、骨盆，以及膝关节的畸形而造成术后感觉下肢不等长。一部分患者是由于术后康复不当、肌力不足、姿势异常等原因导致不等长的主观感觉。功能性不等长也会引起患者的不适和症状，如跛行、易疲劳、臀部酸胀不适等。

一般处理下肢不等长的方法是采用垫高鞋垫，使用适当厚度的鞋垫使患者主观感觉下肢等长，同时可以改善跛行的症状。随着时间的延长，逐渐减小鞋垫的厚度，最终去掉垫高的鞋垫，这个过程中患者会通过调整身体的姿势而逐渐适应。一般来说，通过3～6个月的时间，甚至更长时间，功能性不等长的症状会逐渐消失，不会造成明显的临床症状。

THA术后下肢不等长现象其实非常常见，但一般不明显的下肢不等长容易被患者耐受，而且也不会产生临床症状，所以并不需要被过度关注，也不需要对患者有过多的心理暗示。过多的或不适当地强调X线片上测量的不等长，会造成患者明显的心理阴影，从而产生明显不适的主观感觉。而明显的下肢不等长并不常见，但一旦出现会导致患者术后明显跛行，也会影响假体的使用寿命，所以明显的下肢不等长往

往需要进行相应的处理。哪种程度的下肢不等长需要处理或不能接受，目前并没有统一的标准。一般认为长度相差＞1.5cm会导致明显的临床症状；＜1.0cm的下肢不等长比较容易被腰椎和骨盆的倾斜代偿，而没有临床症状。但建议这些患者使用垫高鞋垫来尽量恢复THA术后的正常力学环境，有利于减少由于长期骨盆和脊柱倾斜代偿而造成的下腰痛等问题。

对于有明显症状的下肢不等长多数采用非手术方法处理，如采用垫高鞋垫、锻炼肌力、调整走路姿势等方法。如果非手术的方法无效，而且症状明显，患者明显不满意下肢长度的问题，也可以采用手术治疗，但往往较难调整。有学者支持在合并有明显假体位置不良的情况下进行翻修手术，在调整假体位置的同时，解决下肢不等长的问题。

通过仔细的术前设计，手术重建，可以尽量避免出现下肢不等长。即使出现不等长，也往往在可以接受范围以内，THA术后下肢不等长虽然常见，但绝大多数患者没有临床症状，比较容易处理和纠正。有明显症状的下肢不等长往往可以通过适当的手段予以非手术治疗。真正需要再次手术处理的双下肢不等长的比例极小。如需要手术解决，则需要制订详细的术前计划，可能需要使用组配型假体和限制性假体或者通过大转子截骨等方法调整外展肌的张力，才能尽量保持下肢的正确长度，同时不造成术后脱位的发生。

（唐 竞）

参考文献

Benedetti MG, Catani F, Benedetti E, et al. 2010. To what extent does leg length discrepancy impair motor activity in patients after total hip arthroplasty? Int Orthop, 34(8):1115–1121.

Charles MN, Bourne RB, Davey JR, et al. 2005. Soft-tissue balancing of the hip: the role of femoral offset restoration. Instr Course Lect, 54:131–141.

Clark CR, Huddleston HD, Thomas BJ, 2006. Leg-length discrepancy after total hip arthroplasty. Journal of the American Academy of Orthopaedic. 14(5):319

Ezzet KA, McCauley JC, 2014. Use of intraoperative X-rays to optimize component position and leg length during total hip arthroplasty. J Arthroplasty, 29(3):580–585.

Mahmood SS, Mukka SS, Crnalic S, et al. 2015. The Influence of Leg Length Discrepancy after Total Hip Arthroplasty on Function and Quality of Life: A Prospective Cohort Study. J Arthroplasty, 30(9):1638–1642.

Maloney WJ, Keeney JA, 2004. Leg length discrepancy after total hip arthroplasty. J Arthroplasty, 19(4 Suppl 1):108–110.

Maratt JD, Esposito CI, McLawhorn AS, et al. 2015. Pelvic tilt in patients undergoing total hip arthroplasty: when does it matter? J Arthroplasty, 30(3):387–391.

Nakanowatari T, Suzukamo Y, Suga T, et al. 2013. True or apparent leg length discrepancy: which is a better predictor of short-term functional outcomes after total hip arthroplasty? J Geriatr Phys Ther, 36(4):169-174.

Parvizi J, Sharkey PF, Bissett GA, et al. 2003. Surgical treatment of limb-length discrepancy following total hip arthroplasty. J Bone Joint Surg Am, 85-A(12):2310-2317.

Plaass C, Clauss M, Ochsner PE, et al. 2011. Influence of leg length discrepancy on clinical results after total hip arthroplasty--a prospective clinical trial. Hip Int, 21(4):441-449.

Tamura S, Nishihara S, Takao M, et al. 2017. Does Pelvic Sagittal Inclination in the Supine and Standing Positions Change Over 10 Years of Follow-Up After Total Hip Arthroplasty? J Arthroplasty, 32(3):877-882.

Whitehouse MR, Stefanovich-Lawbuary NS, Brunton LR, et al. 2013. The impact of leg length discrepancy on patient satisfaction and functional outcome following total hip arthroplasty. J Arthroplasty, 28(8):1408-1414.

第二节　如何维持髋关节的稳定性

本节要点

- 想要降低术后假体脱位的发生率，就必须了解造成脱位的原因，进行针对性的处理。
- 临床中，两种脱位机制可以独立出现也可以合并出现。
- 假体位置和软组织张力是维持髋关节假体稳定的关键因素。

假体脱位是人工髋关节置换术后常见的并发症之一，髋关节假体不稳定会严重影响患者的生活质量，恶化医患关系，而且复发性假体脱位难以处理，往往需要多次复位或者翻修手术进行处理。多年以来，随着人工髋关节手术技术的完善和假体设计的改进，术后假体脱位率有所下降。然而，髋关节假体脱位的发生率在所有术后并发症中仍然仅次于术后假体周围感染，居第二位，而且脱位病例往往有更多机会需要进行再手术治疗。作为引起翻修手术的原因，假体脱位也是仅次于髋关节假体松动，排名第二。

一、假体脱位的机制

从力学上讲，脱位是股骨头中心先垂直再平行于髋臼表面的移动，关节的稳定性与关节的包容及周围软组织的张力有关。可以说，人工髋关节假体始终处于促进和防止脱位两种力量相互对抗的环境中。另一种脱位的机制是撞击机制。股骨活动至一定范围就会出现小转子或股骨假体与髋臼及其周围软组织发生撞击，如果防止脱位的力量不能阻止这一倾向，就会通过杠杆作用导致假体脱位。临床中以上两种机制可以独立出现也可以合并出现。

通过多数学者的观察，人工全髋关节置换术后发生脱位的时间多是术后4～6周。根据首次发生脱位的时间可以把髋关节假体脱位分为早期脱位和迟发性脱位。

二、术后脱位的原因

想要降低术后假体脱位的发生率，就必须找到造成脱位的原因，并进行相应的预防处理。Dorr将脱位的原因分成3种，并逐一列出了处理意见。Ⅰ型，体位原因；Ⅱ型，软组织不平衡；Ⅲ型，假体位置不良。虽然能够比较好的指导治疗，但对于那些对这个问题体会不够深入的医师来说有些难于掌握。以下将按照Woo和Morry的思路将这一问题归纳为以下几个方面进行解释，即术前因素、术中因素和术后因素。

（一）术前因素

多项研究表明，既往有髋部手术史是增加全髋手术后假体脱位的重要因素。按照Woo报道的这组病例来看，既往有髋关节手术史的患者术后假体脱位的发生率约为没有手术史患者的2倍。Lindberg等还发现在多种髋关节手术中，要特别注意的是股骨颈骨折和既往髋关节截骨两种手术史，因为两者比较直接地影响人工髋关节假体周围的软组织张力。患者精神状态的异常或酗酒也与脱位发生率有关，有神经肌肉疾病的患者更容易造成术后脱位。同时，高龄(超过80岁)作为一个独立因素会导致术后脱位率的增加。

（二）术中因素

人们最先发现术中假体安放位置对于术后假体的稳定性至关重要，特别是髋臼假体的外展角和前倾角，以及股骨前倾角这几个参数。我们后面会用几个段落详述这方面的研究。

1.患者体位　需要指出的是，前述角度是指空间假体平面与人体横断面，或冠状面的成角。而McCollum和Gray发现人体在站立位、平卧位和侧卧位时骨盆的倾斜是有差别的。患者的体位变化会影响假体置入过程中对假体位置的判断，尤其手术采用侧卧位或伴有腰椎、骨盆固定畸形的患者比较难于正确判断假体位置。术后患者体位也会影响假体的稳定性，尤其在手术后早期软组织没有形成稳定的瘢痕之前，超范围的危险动作，如深蹲、盘腿等会诱发术后脱位的发生，在合并假体位置不良的情况下脱位往往在所难免。

2.手术入路　术后脱位与手术入路有关，后外侧入路手术脱位率较高，为3.23%，前外侧入路手术的脱位率为2.18%，直接外侧入路的脱位率为0.55%。另外，Robinson等报道，配对比较经粗隆外侧入路与后外侧入路的病例，156例经粗隆外侧入路髋关节置换术脱位率为0，而160例经后外侧入路髋关节置换术中有12例脱位，其脱位率为7.5%。所以，这些学者支持人工全髋关节置换术采用前侧入路或者经粗隆外侧入路来降低术后脱位的发生。

3. 软组织张力　自从John Changley爵士成功开展人工髋关节置换术以来，他本人就十分重视假体周围软组织的问题。早期他和他的追随者们会常规地采用经大粗隆入路，并将大粗隆截骨块向远端牵拉约1cm后再行固定，通过这种方法达到增加臀中肌张力的效果。虽然经粗隆入路目前在初次人工全髋关节置换手术中已经较少使用，但这种方法仍然在一些翻修手术和难治性髋关节假体不稳定的治疗中发挥着重要作用。

4. 假体安放　髋关节假体的稳定性不如生理条件下的正常髋关节是因为股骨头明显变小，且没有被关节内韧带所限制。因此，假体位置不良，特别是髋臼假体位置异常是脱位的主要原因之一（图4-6）。许多学者都在致力于提高假体位置安放准确性的研究。Lewinnek等则推荐髋臼外倾40°±10°，前倾15°±10°，他们把这个范围称为髋臼假体的"安全区"（safe zone）。但是究竟把假体安放在什么位置才是最佳尚无统一认识，甚至经典参考书中对假体安放的指导意见也不一致。

目前在安装髋臼假体寻找解剖标志时，可以参照3个方面的信息，即骨性标志、软组织标志，以及两者相结合。主要方法是参照髋臼横韧带和髋臼周围的骨性标志。髋臼横韧带位于假体下缘下方，其方向与髋臼假体边缘一致，通过这种安放可以保证髋臼假体的深度、高度和方向。相对于下方的髋臼切迹，有骨质裸露提示臼杯放置得太水平；相对于下方的髋臼切迹，假体裸露提示臼杯放置得太垂直。

5.假体位置的评价　接下来的问题是如何评价或测量假体的位置。髋臼假体的外展角测量比较有共识，那就是髋关节前后位X线片上髋臼开口的切线与坐骨结节连线或泪滴连线的成角。髋臼前倾角的金标准是CT（需要同时扫描股骨髁）。而最简单的办法是由Woo和Morrey提出来的，即髋关节穿桌位侧位（lateral cross-table）X线片，髋臼开口平面的切线与床面垂线的夹角。

近年来，随着计算机导航技术的广泛应用，人们开始有条件对假体的安放位置和测量提出更精确的要求。James等就把人们通常不明确区分的放射学角度、解剖学角度和手术角度做了详尽的阐述，见表4-1。

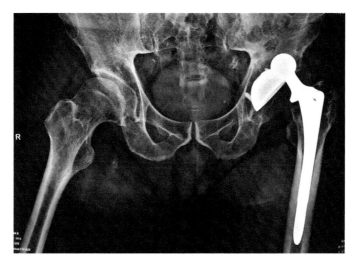

图4-6　**假体位置异常**

合适的软组织张力和假体位置是保障髋关节稳定的关键。如果分析髋关节脱位的X线片，往往能发现假体位置不良，特别是髋臼假体外倾角过大、前倾角过大或过小。当假体位置不良合并关节松弛，或合并超范围活动的情况下脱位往往更容易发生

表4-1　**放射学角度、解剖学角度和手术角度的定义**

	前倾角	外展角
手术角度	手术前倾角是患者身体与髋臼轴之间的成角在矢状面的投影夹角	手术外展角是髋臼轴与矢状面之间的夹角
放射学角度	放射前倾角是髋臼轴与冠状面之间的夹角	放射外展角是患者身体长轴与髋臼轴之间的成角在冠状面的夹角
解剖学角度	解剖前倾角是患者身体横轴与髋臼轴之间的成角在横断面上的投影	解剖外展角是髋臼轴与患者身体纵轴之间的夹角

　　6. 假体因素　在模拟髋臼假体外展42°、前倾20°时，标准Charnley股骨假体球头直径为22.25mm（头颈部1.74 : 1）的屈髋活动度只有80°，就会发生颈部与髋臼的撞击。而Trapezoidal假体球头直径为28mm［头颈部（1.97~2.97）: 1］则达到屈髋114°。近些年，随着人们对人工髋关节功能要求的提高和耐磨损材料的研究进展，大直径球头开始用于临床并表现出令人满意的稳定性。

　　股骨假体颈部的形状也影响着人工髋关节的功能与稳定性。Krushell 等发现，组配式假体的活动度小于单体假体，并把其归因于前者的圆形横截面与后者的扁平颈部设计。特别是前后方向上减少颈部的直径对于推迟撞击有明显的作用。

Donald等进行了一项很有说服力的研究，证据级别为I级。他在术中随机分组病例使用28mm或36mm球头配伍聚乙烯内衬，术后随访1年，脱位率分别为5.4%和1.3%，差别非常显著。Garbuz等也报道了在翻修手术中使用36mm或40mm球头可以降低术后脱位率的结果。所以大直径球头能够有效减少术后脱位的可能性。

7.软组织的修复　包括Charnley在内的很多医师都推荐对后关节囊和外旋肌进行重建。Robinson等报道31例采用后入路的病例进行后方软组织重建以后，脱位率由之前的7.5%下降到之后的1%。

8.术中假体稳定性的判断与处理　术中做稳定性试验，即用试件检查髋关节在屈曲、后伸、内收、外展、内旋和外旋的最大活动范围，找出影响髋关节稳定的因素，并做相应调整，可以提高关节的稳定性。Lucas等比较量化地介绍这种方法，让助手放置髋关节于屈髋和内旋位置，可以大致判断假体的联合前倾角（combined anteversion）。Ranawat则提出，让髋关节处于屈伸中立的位置，并活动髋关节使得假体柄颈部与髋臼开口平面相垂直，这时股骨内旋的角度就是假体的联合前倾角，理想的联合前倾角为37.8°（安全范围：25°～50°）。计算机辅助导航手术为术中判断假体位置提供了可靠的依据，较之传统术者根据经验目测的方法有了很大改进。根据笔者的经验，股骨假体顺从股骨解剖。如果存在股骨近端旋转畸形的情况下使用可旋转假体，放置股骨假体于前倾15°位置。髋臼假体应该按传统的髋臼假体前倾角度安放，遵循解剖标志原则，即下方位于髋臼横韧带之内，前上方不突出于髂骨，后上方突出骨床3～5mm，后下方则覆盖于坐骨之内。

采用加长的股骨头假体，在有脱位倾向处放置防脱位髋臼内衬，采用直径较大的股骨头假体（目前常用直径为28mm的股骨头，可改用直径为32～36mm的股骨头）均能有效地治疗术后假体脱位，提高髋关节的稳定性。加长的股骨头假体增大了offset值，增加了软组织张力，减小了残存股骨颈或小转子与髋臼的骨赘、溢出骨水泥及软组织之间的撞击概率。当髋臼的外展角过大或软组织张力很差时，直径较大的股骨头假体也不能增加关节的稳定性。

9.消除撞击　撞击不仅会出现在股骨假体与髋臼假体之间，也会出现在股骨、髋臼及其周围的残存骨赘、溢出骨水泥及软组织之间。需要引起注意的是，计算机导航手术可以提高假体位置的准确性，却不能去除软组织撞击和指导骨赘的去除。

（三）术后因素

手术后早期，麻醉尚未完全恢复，肌肉张力低，粗暴地搬动患者会出现假体脱位。尤其是在下肢牵引、过度屈曲或过度后伸外旋等情况下，术后容易发生脱位。该阶段对患者的活动范围指导应限于日常的轻微活动，下肢屈曲不要超过90°，不能盘腿、过度后伸等。Miki等通过计算机导航模拟髋关节置换术后的活动，能发现导致脱位的危险活动范围，认为可以用于指导全髋关节置换术后患者的活动范围。所以术后早期适当活动，并且严格限制患者的一些容易脱位姿势非常重要。

综上所述，术前应对患者进行详细的检查，了解患者的合并症和关节张力，选择合适的假体类型；术中提高假体安放的准确性，并根据稳定情况做适当的调整；术后指导患者注意活动范围可以减少全髋关节置换术后假体脱位的发生率。

（四）笔者观点

通过回顾病例，笔者总结经验为：如果患者在术前存在髋关节内收畸形，同时手术后肢体延长 $\geqslant 2$cm（$P=0.01$），或同时存在膝关节外翻畸形和骨盆倾斜（$P=0.03$），以及双侧病例（$P=0.01$），都会增加脱位的风险。

三、术后脱位的预防

传统上人工髋关节置换术后是需要对患者的髋关节活动范围给予一定的限制，如双腿间夹枕头保持外展，坐比较高的椅子和坐便器，避免内外旋动作。但最近的一项研究显示，这些预防性保护行对于降低髋关节术后脱位并没有太大的意义。另一方面有研究证明，随着临床路径的使用，在患者平均住院时间缩短的同时，髋关节术后脱位的发生率有所上升。综上所述，目前还无法肯定地说术后教育对于预防髋关节脱位的作用，但一般认为进行适当的术后指导和教育，对于预防早期脱位还是有帮助的。

四、闭合复位和非手术治疗

在术后脱位发生时，闭合复位是首选治疗。复位之前需要通过临床资料、影像学资料的回顾及物理检查等综合分析脱位的原因和危险因素；复位之后需要患者制动6周时间或者建议患者佩戴支具。闭合复位之后的再脱位率为16%～33%，3%～6%的病例无法达成复位，这些无法闭合复位的患者需要考虑手术治疗。

五、手术治疗

手术治疗脱位的方法有很多，如翻修假体、更换内衬及股骨球头、更改为非限制性大球头假体和软组织紧缩、大粗隆移位和限制性内衬等方法。各种方法的比较需要大宗病例回顾，由于适应证和患者情况的个体化，较少有说服力的研究能够帮助医师如何在各种方法中进行选择。如Sikes基于个人经验，推荐对有脱位危险因素的患者使用金属对金属的大直径球头髋关节。大头仅为预防之用，而作为治疗脱位的方法还是选择限制性假体。Ekelund的研究显示，采用大粗隆下移截骨可以增加软组织张力，对于复发性脱位的有效性为90%，但这些经验的证据水平稍差，很难形成结论性的指导意见。

限制性内衬适用于那些不明原因引起的脱位病例，也可以作为其他方法失败的一种补救办法。

Goetz等最早报道了使用限制性人工髋关节治疗髋关节脱位的方法，取得了97%的近期成功率。但很快人们发现了这种限制性假体的问题，如严重的聚乙烯磨损、假体撞击和折断等，这些导致其远期的效果不理想，只能作为权宜之计。

（刘　庆）

参考文献

Berry DT, Knoch VM, Schleck CD, 2005. The effect of femoral component head size on posterior dislocation of the artificial hip joint. J Bone Joint Surg Am, 87:2456–2463.

Carlsson AS, Gentz CF, 1997. Postoperative dislocation in the Charnley and Brunswick total hip arthroplasty. Clin Orthop,125: 177–182.

CrossRef, Restrepo C, Mortazavi SM, et al. 2011. Hip dislocation: are hip precautions necessary in anterior approaches? Clinical Orthopaedics and Related Research, 469(2):417–422.

Crowninshield RD, Maloney WJ, Wentz DH,et al. 2004. Biomechanics of larger femoral heads, what they do and don't do. Clin Orthop Relat Res, 429(429):102–107.

Dennis DA, Lynch CB, 2005. Stability advantages of a modular total hip system. Orthopedics, 9:1049–1052.

Howie DW, Holubowycz OT, Middleton R, et al. 2012. Large femoral heads decrease the incidence of dislocation after total hip arthroplasty. J Bone Joint Surg Am, 94(12):1095–1102.

Ekelund A, 1993. Trochanteric osteotomy for recurrent dislocation of total hip arthroplasty. J Arthroplasty, 8(6):629–632.

Garbuz DS, Masri BA, Duncan CP, et al. 2012. Large (36 or 40mm) femoral heads decreased the rate of dislocation after revision Total Hip Arthroplasty, J Bone Joint Surg Am, 94(22):2095.

Goetz DD, Capello WN, Callaghan JJ, et al. 1998. Salvage of a recurrently dislocated total hip prosthesis with the use of a constrained acetabular component. J Bone Joint Surg Am, 80(4):502–509.

James A, Ryan MD, Amir A, et al. 2010. Accuracy of computer navigation for acetabular component placement in THA. Clin Orthop Relat Res, 468(1): 169–177.

Kaper PB, Bernini PM, 1998. Failure of constrained acetabular prosthesis of a total hip arthroplasty: a report of 4 cases. J Bone Joint Surgery Am, 80(4):561.

Krushell RJ, Burke DW, Harris WH, 1991. Range of motion in contemporary total hip arthroplasty. The impact of modular head–neck components. J rthroplasty, 6(2):97–101.

Kung PL, Ries MD, 2007. Effect of femoral head size and abductors on dislocation after revision THA.Clin Orthop Relat Res, 465(issue):170–174.

Lewinnek GE, Lewis JL, Tarr R, et al. 1978. Dislocations after total hip-replacement arthroplasties. The Journal of Bone and Joint Surgery, 60(2):217–220.

Lindberg HO, Carlsson AS, Gentz CF, et al. 1982. Recurrent and Non-Recurrent Dislocation Following Total Hip Arthroplasty. Acta Orthopaedica, 53(6): 947–952.

Lucas DH, Scott RD, 1994. The Ranawat sign. A specific maneuver to assess component positioning in total hip arthroplasty. J Orthop Tech, 2(2):59–61.

Mauerhan DR, Lonergan RP, Mokris JG, et al. 2003. Relationship between length of stay and dislocation rate after total hip arthroplasty. J Arthroplasty, 18(9): 963–967.

McCollum DE, Gray WJ, 1990. Dislocation after total hip arthroplasty: causes and prevention. Clin Orthop, 261:159–170.

Miki H, Yamanashi W, Nishi T, et al. 2007. Anatomic hip range of motion after implantation during total hip arthroplasty as measured by a navigation system. J Arthroplasty, 22:946–952.

Robinson RP, Robinson Jr HJ, Salvati EA, 1980. Comparison of the transtrochanteric and posterior approaches for total hip replacement. Clin Orthop, 147: 143–147.

Sikes CV, Lai LP, Schreiber M, et al. 2008. Instability after total hip arthroplasty: treatment with large femoral heads vs constrained liners. J Arthroplasty, 23(7):59–63.

Williams JT, Ragland PS, Clarke S, 2007. Constrained components for the unstable hip following total hip arthroplasty: a literature review.International Orthopaedics (SICOT), 31(3):273–277.

第三节　股骨假体周围骨折的处理

本节要点

· 随着生物固定型股骨假体的广泛使用，追求假体的良好压配会增加股骨骨折的风险。

· 在骨质疏松患者中使用生物固定型假体会加快手术时间，避免骨水泥相关并发症，但同时会增加股骨骨折的可能。

· 股骨假体周围骨折需要坚强的附加固定，甚至更换假体。

一、股骨假体周围骨折的病因和发病率

随着生物固定型假体的广泛应用，压配概念的深入人心，术中股骨假体周围骨

折的并发症有所增多，主要表现在股骨距的劈裂，这种骨折的情况往往并不严重，通常可以在股骨近端捆绑钢丝解决。对于一些特殊情况，如已经存在的骨皮质缺损、粗隆间骨折、股骨畸形、严重的骨质疏松都是髋关节置换术中假体周围骨折的常见原因。骨皮质缺损或畸形，尤其是缺损和畸形位于假体尖端部位时更容易造成假体周围骨折。术后1年内发生的骨折与手术造成的骨皮质缺损有很大相关性。各种原因导致的骨质疏松，也是造成假体周围骨折的原因。

全髋关节置换术假体周围骨折确切的发病率很难统计。由于一些骨折轻微，如假体稳定的股骨距劈裂，通常不需要特殊处理，延缓患者负重时间即可。由于各个研究中假体的类型（骨水泥型和非骨水泥型）、病变程度、骨质疏松情况等都不相同，所以得到的结果也变化较大。初次髋关节置换术中，使用骨水泥假体术中假体周围骨折的发生率是1%，而使用非骨水泥假体术中假体周围骨折的发生率为3%～20%。术后假体周围骨折的发生率为1%左右。

二、假体周围骨折的分型

了解假体周围骨折的分型有助于指导治疗方法的选择。文献记载，假体周围骨折分型有很多种，包括Johansson分型（1981年）、Bethea分型（1982年）、Cooke和Newman分型（1988年）、AAOS分型（1990年）、Mont和Maar分型（1994年）、Vancouver分型（1995年）、Beals和Tower分型（1996年）。其中Vancouver分型由Duncan和Masri1991年提出，1995年发表相关报道，综合考虑了骨折部位、假体的稳定性和宿主骨剩余骨量等因素，已成为大家所公认的最有助于指导治疗和预后的一种股骨假体周围骨折分型。Vancouver分型如下。

A型：大小粗隆骨折（图4-7A）。

B型：假体柄周围或刚好在其下端。

B1型（图4-7B）：假体稳定。

B2型（图4-7C）：假体松动。

B3型（图4-7D）：假体松动，严重骨量丢失。

C型：距假体尖端较远的骨折（图4-7E）

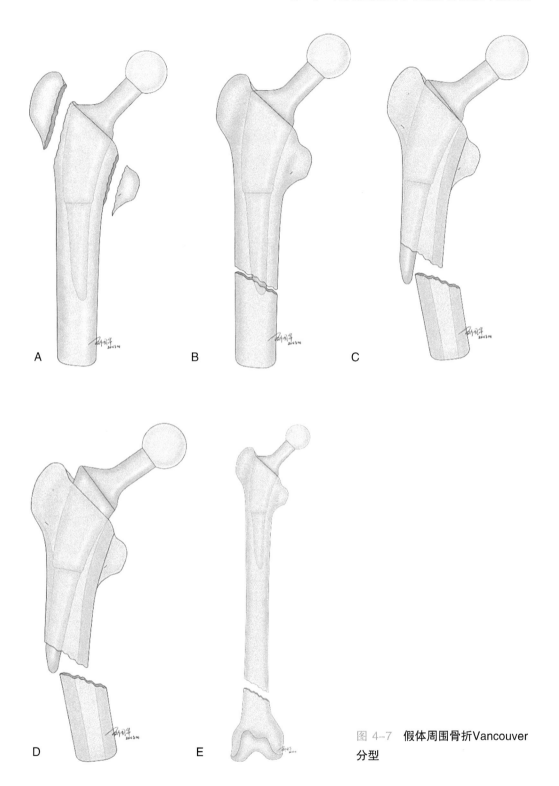

图 4-7 假体周围骨折Vancouver
分型

三、假体周围骨折的预防

预防骨折发生往往比处理假体周围骨折要容易，在充分了解假体周围骨折的易感因素，术中仔细耐心的操作下，多数假体骨折是可以避免的。充分的术前评估和术前设计是预防假体周围骨折的第一步。术者应该仔细了解病史，认真查体，对患者全身状况、有无可能导致骨质疏松的系统性疾病、局部软组织条件如何、有无挛缩或瘢痕、关节活动度情况等都应该仔细考虑。然后，术者应该仔细阅片，评估有无假体周围骨折的危险因素，如骨缺损、骨不连、髓腔畸形。模板测量可以帮助术者选择假体，股骨髓腔的形态、长度、弧度都要充分考虑。最后，综合考虑患者的骨质和软组织情况，选择损伤较小又易于暴露的手术入路。值得注意的是，在严格压配，得到充分的初始稳定性理念指导下，术者在术中倾向于得到轻度过度的压配，尤其在骨质疏松患者中更容易出现这种考虑。而随之而来的是过度压配造成的假体周围骨折发生率增加。

术中容易出现假体周围骨折的操作有脱位、髓腔准备、假体置入、复位等过程。髋关节部位的瘢痕、明显的骨质增生、髋关节内陷、异位骨化都会造成脱位困难，对于此类患者应给予充分松解后再进行脱位。如果仍然脱位困难，可以不脱位股骨头，先进行股骨颈截骨，然后再取出股骨头。在使用非骨水泥型假体时，对骨质条件差的患者不要过于追求压配。选用长直柄假体时，应注意股骨曲度大小和方向，避免穿孔，如果存在穿孔可能，应尽量选用远端带有偏心距的假体或短柄假体，置入假体时可以环扎钢丝预防骨折。复位时禁止暴力牵引远端，尤其不要进行扭转，应该在充分肌松的条件下，在近端使用骨钩辅助复位。

术后应该指导患者正确进行功能锻炼，合理安排下地活动时间，积极治疗导致骨质疏松等的系统性疾病。规律进行术后影像学复查，及早发现骨折危险。术后骨折的风险有骨皮质缺损被骨水泥填充、股骨柄下沉、股骨柄过度内翻。

四、治疗

股骨假体周围骨折的治疗取决于骨折的位置和程度，以及假体的稳定性。治疗的目的是获得一个稳定的、尽可能接近正常解剖、良好力线的假体固定。

（一）非手术治疗

非手术治疗的适应证包括假体稳定、没有移位的骨折和有手术禁忌证的患者。一般来说，无移位、假体稳定的Vancouver A型骨折可非手术治疗。对于术中或术后早期发现发生在股骨近端的不完全裂缝骨折可给予密切观察或保护下部分负重；对于体质差、不能耐受手术的患者可给予牵引术。皮牵引可用于手术前或石膏固定前的临时固定，对于不稳定骨折的长期处理，骨牵引要好于皮牵引。但是牵引治疗的并发症多，如长期卧床并发症、骨不连、畸形愈合、肢体短缩、假体松动等，对这些可能的并发症要充分注意防治。对于移位不明显的假体周围骨折，可采用长腿石膏或髋"人"字石膏获同等治疗效果。石膏或支具适用于移位不明显的假体周围骨折，可在牵引4～7周后使用，也可在开始即使用石膏固定，常采用长腿石膏或髋"人"字石膏。但成年人对髋"人"字石膏等治疗方法耐受力较差，生活和护理非常不便。非手术治疗的并发症较多，可能会出现长期卧床并发症、骨不连、畸形愈合、肢体短缩、假体松动等。如果假体是远端固定型假体，近端骨折不影响假体的稳定，患者情况并不适合积极手术治疗时，也可以通过适当的非手术治疗得到满意的临床结果（图4-8）。

（二）手术治疗

1.假体松动的假体周围骨折的处理　对于假体松动的假体周围骨折，应考虑通过髋关节翻修术进行治疗。手术应尽可能的保留骨量，尽可能使假体与完整的宿主骨之间获得牢固固定。对于骨缺损不严重的患者，应选用长柄远端固定非骨水泥型假体，假体的长度至少要超过骨折端两倍于股骨直径的距离；骨缺损者可以联合异体骨皮质板髓外固定，使用钢板钢缆系统稳定固定大粗隆（图4-9）。对于假体周围骨折的处理，关键是得到稳定的假体再固定和稳定的大粗隆。根据骨折的大小一般选用大粗隆钢板重建大粗隆的完整性，并得到稳定的固定。术后可以允许免负重情况下早期下地活动，大粗隆钢板在骨折愈合后可以取出或保留。

对于骨量丢失严重的患者，可以使用异体骨板重建骨量，也可以得到合适的骨整合（图4-10）。无法重建的患者，可以考虑异体骨假体复合物，此方法适用于年轻的患者，可保留软组织和肌肉止点，也可用肿瘤型假体，适用于老年患者，使患者早期负重活动。

2.假体稳定的假体周围骨折的处理　对于在置入假体柄时发生在股骨近端的裂隙骨折，可考虑环扎固定。环扎固定的方法机械力量差，单独使用的情况很少，一般联合钢板螺钉、异体骨板或翻修假体使用。

钢板螺钉适用于假体无松动的骨折钢板，必须和假体末端有部分重叠（图4-11）。

异体骨皮质板也是常用的方法。优点：弹性模量与宿主骨相近，作为生物骨板，应力遮挡小，促进骨折愈合，增加宿主骨骨量，容易塑形。缺点：费用高，整合过程中机械力量会削弱，异体骨板骨折或骨不连、感染、传播疾病。

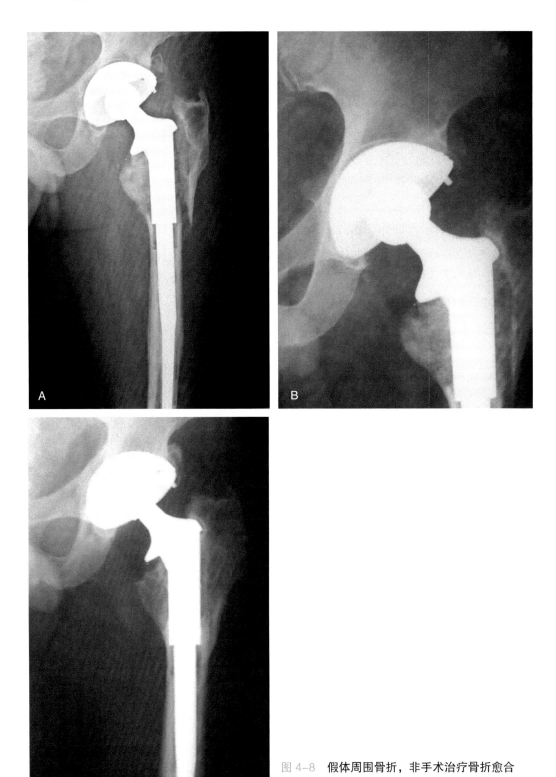

图 4-8 　假体周围骨折，非手术治疗骨折愈合
术后大粗隆骨折（A），假体稳定。非手术治疗
后局部产生骨痂（B），3个月后完全愈合（C）

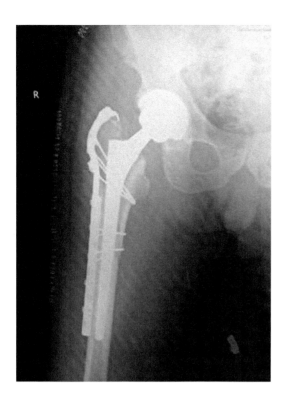

图4-9　使用钢板钢缆系统固定假体周围骨折，稳定大粗隆

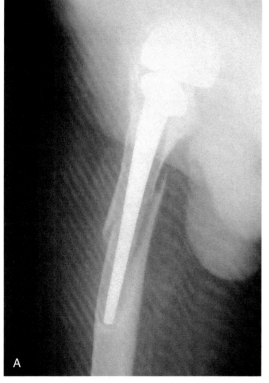

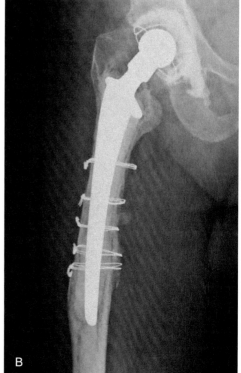

图 4-10　使用异体骨板重建假体中部的骨缺损

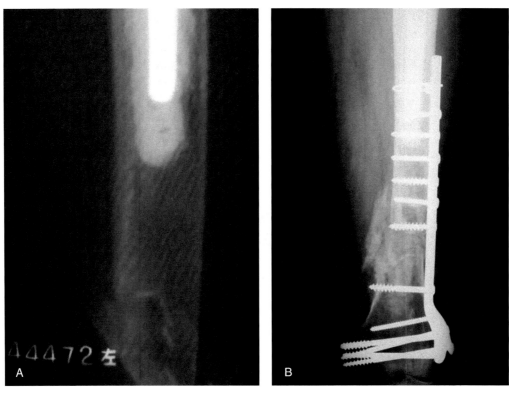

图 4-11　远离假体远端的骨折，使用钢板螺钉系统固定骨折

五、假体周围骨折的治疗策略

1. Vancouver AG　移位 < 2cm的骨折通常稳定，可采用非手术治疗。保护下负重6～12周，避免髋关节主动外展。移位 > 2.5cm的骨折或大转子不愈合导致持续疼痛的患者，可采用手术治疗。推荐使用大粗隆钢板钢缆系统固定。

2. Vancouver AL　大多不影响假体的稳定性和肢体功能，不需要手术治疗。如果股骨距的一部分受累可能影响假体稳定性，可以考虑使用钢丝环扎辅助固定。

如果骨折是严重骨溶解造成的，即使是Vancouver A，也应行翻修术。

3. Vancouver B

B1型：切开复位内固定术，异体骨皮质板或联合钢板使用。如果假体有明显的位置不良或骨溶解，也可考虑进行髋关节翻修。

B2、B3型：长柄非骨水泥型远端固定型假体联合异体骨皮质板。

C型：同一般骨折的处理方法，切开复位内固定术。如假体已松动，可先采用切开复位内固定处理骨折，待骨折愈合后再行翻修术。

（及松洁）

参考文献

Ahmed El-Bakoury, Hazem Hosny, Mark Williams, et al. 2017. Management of Vancouver B2 and B3 Periprosthetic Proximal Femoral Fractures by Distal Locking Femoral Stem (Cannulok) in Patients 75 Years and Older. The Journal of Arthroplasty, 32(2):541-545.

Huang JF, Chen JJ, Shen JJ, et al. 2016. The reliability and validity of the Unified Classification System of periprosthetic femoral fractures after hip arthroplasty. Acta Orthop Belg, 82(2):233-239.

Jasvinder A, Singh Matthew R, Jensen Scott W, et al. 2013. Are Gender, Comorbidity, and Obesity Risk Factors for Postoperative Periprosthetic Fractures After Primary Total Hip Arthroplasty? The Journal of Arthroplasty，28(1):126-131.

John S, Cox Thomas D, Kowalik Hanne A, et al. 2016. Frequency and Treatment Trends for Periprosthetic Fractures About Total Hip Arthroplasty in the United States. The Journal of Arthroplasty, 31(9 Suppl):115-120.

Keith R, Berend Amer J, Mirza Michael J, et al. 2016. Risk of Periprosthetic Fractures With Direct Anterior Primary Total Hip Arthroplasty. The Journal of Arthroplasty, 31(10):2295-2298.

Kwan J, Park Mariano E, Menendez C, et al. 2017. Perioperative Periprosthetic Fractures Associated With Primary Total Hip. The Journal of Arthroplasty, 32(3):992-995.

Curtin M, Bryan C, Murphy E, et al. 2016. Early results of the LPS?limb preservation system in the management of periprosthetic femoral fractures. Journal of Orthopaedics, 14(1):34-37.

Sheth NP. Brown NM, Moric M, et al. 2013. Operative Treatment of Early Peri-Prosthetic Femur Fractures Following Primary Total Hip Arthroplasty. The Journal of Arthroplasty, 28(2):286-291.

Plamen Kinov, Gershon Volpin, Roger Sevi, et al. 2015. Surgical treatment of periprosthetic femoral fractures following hip arthroplasty: Our institutional experience. Injury, 46(10):1945-1950.

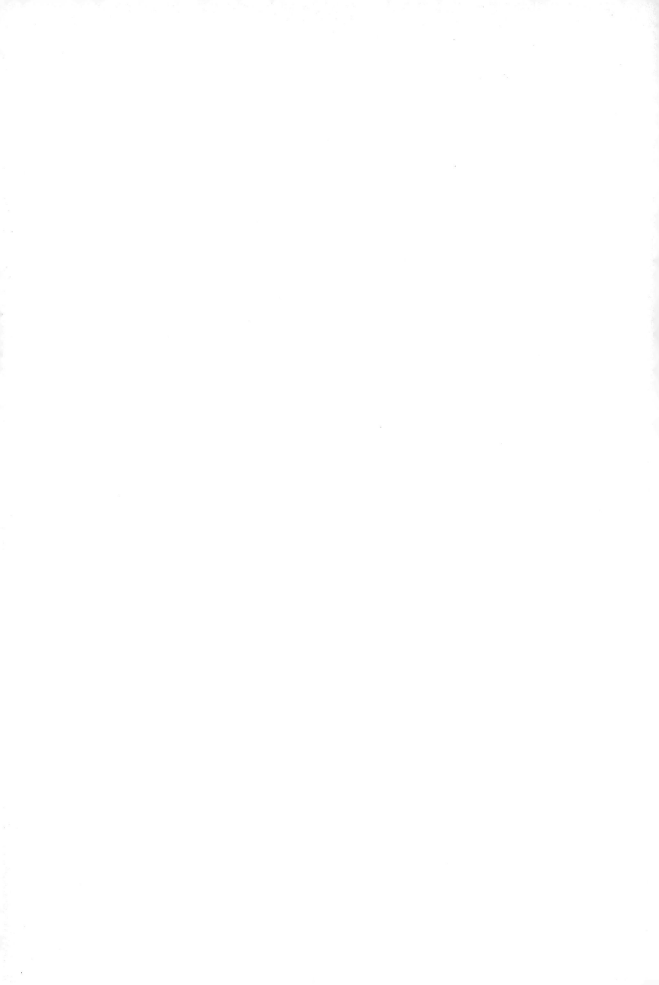

Chapter 5
第 5 章

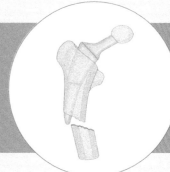

复杂初次人工
髋关节置换术

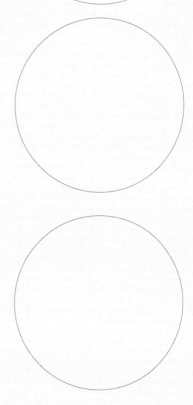

第一节　髋关节发育不良

本节要点

· 术前计划非常重要，需要设计理想的髋关节旋转中心，准确恢复下肢长度。

· 对解剖结构变异的理解程度，较好的手术技术，是保障手术成功的必备条件。

· 良好的手术技术可以尽量避免发生并发症，但这类患者仍然具有比较高的并发症发生率。

髋关节发育不良（DDH）继发性骨性关节炎是临床常见的疾病，无论以往幼年时期是否经历过手术治疗，患者往往成年后到达一定年龄会出现髋关节疼痛的症状。影像学检查也会发现相应的髋关节退变、发育异常。一些病例表现为髋关节半脱位或完全脱位，这部分患者通常比较年轻，集中在40~60岁，有些甚至更年轻，在20~30岁。他们生活状态相对活跃，对功能状态要求高，预期寿命长，所以他们更迫切需要通过手术治疗改善关节功能，甚至希望达到正常关节的功能状态和活动度，从而恢复正常的生活和工作。

在髋关节发育不良病例中的THA手术原则和常规THA一致，需要尽可能恢复髋关节正常的力学环境，但同时由于解剖结构异常，情况复杂，表现很不一致，往往会在一定程度上增加手术难度。术前对于解剖结构异常情况和程度的评估非常重要，通常需要通过X线片和CT进行仔细评估。术者的经验至关重要，对解剖结构的理解、手术技术等都有较高要求，这样才能尽量保证完成高质量的THA手术治疗。

一、解剖异常的描述和分型

DDH患者髋臼和股骨侧都会存在一定程度的异常。髋臼主要表现为发育浅平、前壁薄、骨量少，甚至缺损；盂唇及关节囊代偿性增生、变厚肥大。如果病史较长，会造成髋臼周围骨赘形成，但由于髋臼外上方负重磨损加重了局部的骨缺损。术前需要对手术难度进行评估，选择合适的重建方法重建髋关节的旋转中心。髋关节发育不良患者CT检查髋臼侧主要表现为髋臼浅平、包容差、前壁薄、外上方缺损

（图5-1）。术前CT有助于评估骨量缺损的程度、前后壁是否完整及臼底的厚度，这些都对手术有很重要的指导意义。有些病例由于病史长，退变增生严重，髋关节周围有大量骨赘形成（图5-2，图5-3），这在手术中需要清除多余骨赘，但同时要注意避免损伤髋关节残存的正常结构。清除骨赘可以达到松解和减少术后髋关节内撞击的概率，往往需要反复多次的清理增生骨质，防止简单处理大块切除损伤髋臼结构。一般处理方法是在髋臼基本处理完毕，安放试模假体后，再评估增生骨赘的范围，进行适当切除，见图5-4。需注意髋关节发育不良患者髋臼往往覆盖较差，避免一味追求增加覆盖而过多上移髋臼，一般缺损不大者可以使用螺钉辅助固定，缺损大者可以使用植骨或者髋臼垫块（图5-5，图5-6）的方法处理，也可以得到良好的固定效果。选择合适的分型系统会对发育不良的程度评估有所帮助，同时有利于学术交流。笔者医院通常使用CROWE分型系统对DDH进行分型。

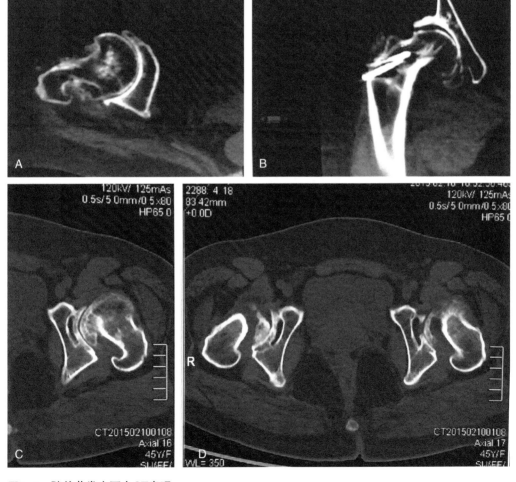

图5-1　髋关节发育不良CT表现

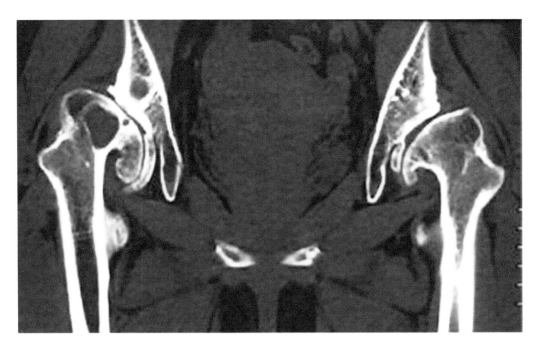

图5-2 严重病例的CT表现，显示髋臼周围大量骨赘增生

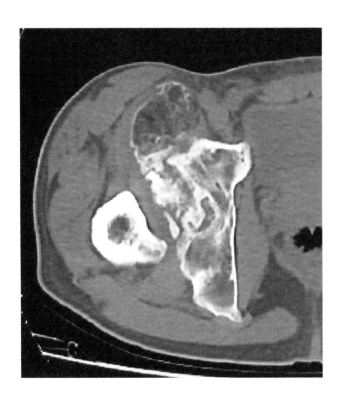

图5-3 CT显示髋臼前方增生的巨大骨赘

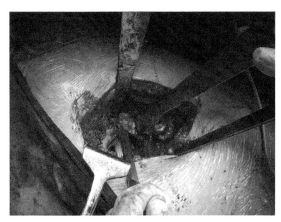

图5-4 术中清理髋臼周围增生骨赘

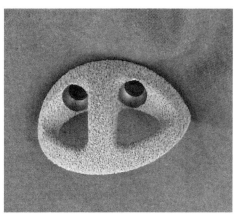

图 5-5 髋臼垫块

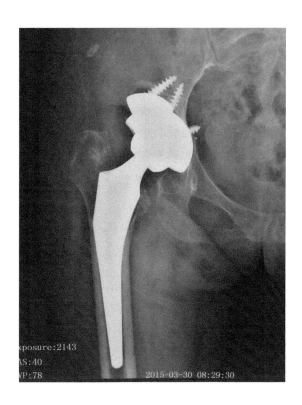

图 5-6 使用髋臼垫块重建缺损

二、手术技术

根据术前影像学检查可以判断髋臼骨量情况及髋臼前后壁是否完整。如果臼底骨量多、比较厚、前壁尚完整，一般手术难度小；如果臼底薄，同时合并前壁小，或有缺损，手术难度大，用小号髋臼假体的概率比较大，关键是保护前壁，避免磨锉时损伤前壁。无论髋臼本身发育形态异常是否严重，重建的原则不变，即尽量争取在真臼位置重建，避免高位的旋转中心。争取假体与宿主骨有最大程度地接触面积，以利于远期骨长入，得到稳定可靠的长期固定结果；争取使用大号髋臼，这样可以增大内衬厚度，增大股骨头的直径，降低脱位率。

找到理想的髋关节旋转中心非常重要，可以通过术前X线片进行测量。如果对侧正常，则可以参考正常侧髋臼中心的位置；如果双侧均不正常，可以通过绘制Ranawant三角找到理想旋转中心的位置。

术者需要有足够的经验，既要正确判断真臼的位置，又要有良好的手术技术进行重建。原则上应先找到髋臼窝的位置，可以用小号锉磨锉到髋臼窝底，然后以此为出发点，逐渐磨锉扩大髋臼锉的型号到合适大小。

笔者医院采用的基本原则是真臼重建，一般可以概括为3种重建方法：①加深和穿透髋臼。在髋臼骨量足够的患者中，这种方法省时省力，是使用最多的一种方法。即在找到真臼位置后（辨认髋臼窝的位置），使用最小号，如38mm锉磨锉到髋臼窝的内壁，然后辨认前壁和后壁的厚度。一般情况下前壁很薄，但是比较硬化，此时注意保护前壁，逐渐扩大髋臼锉的型号到合适大小即可。如果不能得到比较好的前后夹持力量，也就是髋臼磨锉后太浅，则可以适当加深磨锉，轻度磨锉穿透髋臼底，此时往往可以得到前后壁夹持的稳定，臼底可以植入磨锉得到的骨碎屑，安装假体后使用螺钉辅助固定。②上述方法不能得到足够稳定的夹持能力，可以使用内壁截骨的重建方法。使用弧形骨刀，在臼底大概半个直径的位置打开一个圆圈，然后用最小号的髋臼内衬打器将中心骨块打入骨盆，保留骨块和髋臼一部分的接触，此时髋臼已经加深，同时髋臼底的骨量得到保留，也可以得到稳定的固定效果。③上述两种方法均不可行，即术前X线片测量髋臼骨量太少，缺损大，臼底薄，此时可以采用自体股骨头植骨或使用髋臼重建垫块来补充外上方的缺损，一般在找到真臼位置初步磨锉到合适型号后放入髋臼试模。在外上方缺损处使用合适型号的垫块或修整后的股骨头来填充缺损部位，螺钉辅助固定。

发育不良髋关节的股骨侧操作也很重要，一般可以分为3种情况：①股骨轻度发育异常，股骨前倾角正常或稍大。这种情况一般使用常规假体就可以重建股骨头的高度，注意避免使用高偏心距假体以免复位困难或增加下肢长度。②股骨前倾角异常增大。一般这种情况可以通过术前影像学测量进行评估，但要注意X线片和CT测量都会有一定误差，需要术中再次确认。术前需要对股骨前倾角进行计算，通常可以用CT的影像测量进行初步计算，见图5-7，过大的股骨前倾角需要使用组配型假体进行调整。一般在进行髋关节CT扫描时保持患者体位不变，同时扫描股骨髁，在横断面上找到股骨颈的长轴（图5-8），计算和骨盆水平面的夹角，然后找到股骨髁的后髁平面，并计算股骨后髁最低点连线和水平面的夹角（图5-9）。将图5-8和图5-9的夹角相加（或相减）得到股骨前倾角，即以股骨髁后缘连线为参考，测量股骨颈相对于股骨髁后缘水平的相对角度。需注意，术前通过CT计算得到的股骨前倾角可以作为手术的参考，但和实际术中的前倾角有时并不一致，原因可能是摄片技术问题，或体位变动等原因，所以术中需要再次确认和测量。图5-10显示术中测量股骨前倾角和图5-11使用S-ROM假体调整前倾角的情况。测量方法是助手将患者小腿垂直于地面，此时相当于股骨髁的水平线平行于地面，使用一把直钳在股骨近端水平垂直于小腿，另一把直钳平行于股骨近端髓腔的方向，此时两把直钳之间形成的夹角是术中测量的股骨前倾角，这种测量的方法在术中比较准确直观，可以直接指导假体角度的安放。如果股

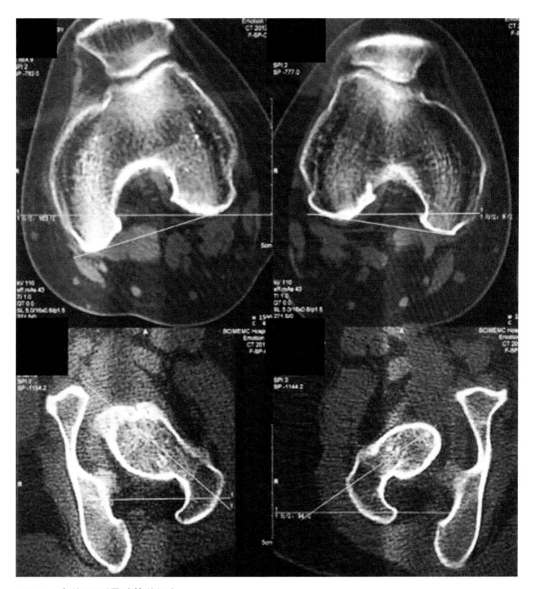

图5-7 术前CT测量计算前倾角

骨前倾角异常增大，如超过30°，我们建议使用组配型假体调整前倾角，如S-ROM假体。③髋关节高脱位。高脱位一般又分为两种情况，根据术前下肢全长X线片的测量结果，如果双下肢绝对长度是等长的，则倾向于广泛松解复位髋关节；如果下肢不等长，患侧存在代偿性的下肢长度延长，或者患者脱位位置较高且关节活动度差，比较僵硬，则倾向于粗隆下短缩截骨复位髋关节（图5-12，图5-13）。

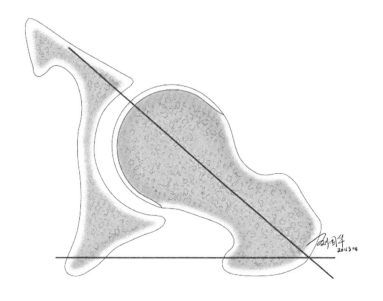

图5-8 前倾角计算（股骨颈长轴和骨盆水平面夹角）

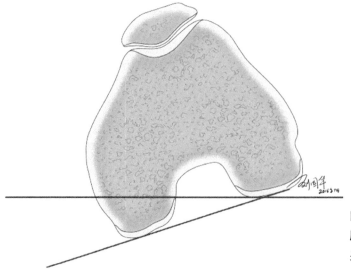

图5-9 前倾角计算（内外侧股骨髁后缘连线和骨盆水平面夹角）

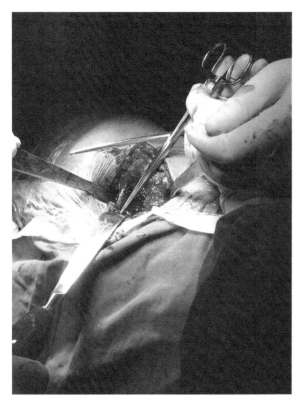

图5-10　术中估测股骨前倾角

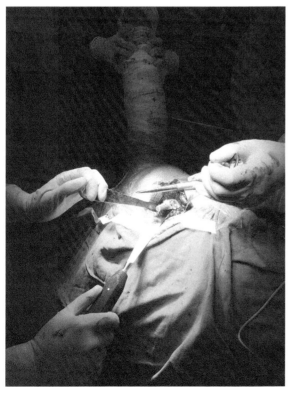

图5-11　使用组配型假体调整减小后的
前倾角

105

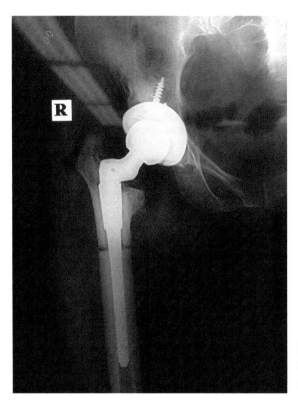

图5-12　粗隆下短缩截骨术后
截骨部位位于粗隆下，原则上不影响近
端袖套的固定

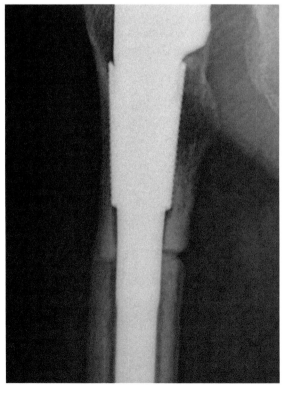

图5-13　截骨部位在术后4个月时已经
愈合

三、术后康复

　　根据手术中具体情况和重建的方法不同，髋关节发育不良患者术后康复的方法也有所区别。总体来说，只要假体固定牢靠稳定，术后可以早期下地活动，不建议长期卧床等待骨质和假体的长入得到稳定。一般如果术中有植骨，如髋臼侧大块的异体或自体骨植骨重建外上方的缺损，或术中有股骨侧的粗隆下短缩截骨，这类患者可以早期扶拐下地，但建议患侧肢体部分负重或者是免负重，一般完全负重会推迟到术后6～8周。如果不存在上述情况，关节固定非常牢靠，假体稳定，则可以按初次髋关节置换术后的康复过程，可以早期负重行走。髋关节发育不良患者一般病史较长，肌肉失用性萎缩比较常见，这就需要术后长期适当的康复锻炼，有助于最大程度地恢复关节正常功能。

（唐　竞　周报春）

参考文献

Abolghasemian M, Samiezadeh S, Jafari D, et al. 2013. Displacement of the hip center of rotation after arthroplasty of Crowe III and IV dysplasia: a radiological and biomechanical study. J Arthroplasty, 28(6):1031-1035.

Coobs BR, Xiong A, Clohisy JC, 2015. Contemporary concepts in the young adult hip patient: Periacetabular osteotomy for hip dysplasia. J Arthroplasty, 30(7):1105-1108.

Dapuzzo MR, Sierra RJ, 2012. Acetabular considerations during total hip arthroplasty for hip dysplasia. Orthop Clin North Am, 43(3):369-375.

Fujishiro T, Nishiyama T, Hayashi S, et al. 2012. Leg length change in total hip arthroplasty with subtrochanteric femoral shortening osteotomy for Crowe type IV developmental hip dysplasia. J Arthroplasty, 27(6):1019-1022.

García-Rey E, García-Cimbrelo E, 2016. Abductor Biomechanics Clinically Impact the Total Hip Arthroplasty Dislocation Rate: A Prospective Long-Term Study. J Arthroplasty, 31(2):484-490.

Hassani H, Cherix S, Ek ET Rüdiger HA, 2014. Comparisons of preoperative three-dimensional planning and surgical reconstruction in primary cementless total hip arthroplasty. J Arthroplasty, 29(6):1273-1277.

Holzapfel BM, Bürklein D, Greimel F, et al. 2011. Total hip replacement in developmental dysplasia: anatomical features and technical pitfalls. Orthopade, 40(6):543-553.

Inoue D, Kabata T, Maeda T, et al. 2015. Value of computed tomography-based three-dimensional surgical preoperative planning software in total hip arthroplasty with developmental dysplasia of the hip. J Orthop Sci, 20(2):340-346.

Kornuijt A1, Das D, Sijbesma T, et al. 2016. The rate of dislocation is not increased when minimal precautions are used after total hip arthroplasty using the posterolateral approach: a prospective, comparative safety study. Bone Joint J, 98−B(5):589−594.

Maempel JF, Clement ND, Ballantyne JA, et al. 2016. Enhanced recovery programmes after total hip arthroplasty can result in reduced length of hospital stay without compromising functional outcome. Bone Joint J, 98−B(4):475−482.

Peak EL, Parvizi J, Ciminiello M, et al. 2005. The role of patient restrictions in reducing the prevalence of early dislocation following total hip arthroplasty. A randomized, prospective study. J Bone Joint Surg Am, 87(2):247−253.

Rogers BA1, Garbedian S, Kuchinad RA, et al. 2012. Total hip arthroplasty for adult hip dysplasia. J Bone Joint Surg Am, 94(19):1809−1821.

Sharma V, Morgan PM, Cheng EY, 2009. Factors influencing early rehabilitation after THA: a systematic review. Clin Orthop Relat Res, 467(6):1400−1411.

第二节　僵直髋和融合髋

本节要点

· 融合髋并不常见，属于高难度髋关节置换术之一。

· 骨性畸形和软组织挛缩程度决定了手术的难度。

· 仔细辨认残存的解剖结构，有助于防止发生并发症。

髋关节融合畸形（简称融合髋）的定义为髋关节的活动度完全丧失。其原因包括感染性关节炎、结核性关节炎、创伤性关节炎、炎性关节炎，如类风湿关节炎（rheumatoid arthritis，RA）或强直性脊柱炎（ankylosing spondylitis，AS）、终末期股骨头缺血性坏死，以及髋关节发育不良继发骨关节炎等，其中以感染性关节和AS引起的融合髋最为常见。融合髋根据其既往治疗经过可分为自发融合和手术融合两大类。根据融合时间和程度不同，以及根据X线片和CT扫描结果分为纤维融合髋和骨性融合髋。髋关节融合往往合并广泛的骨质增生硬化，有时骨质增生包绕股骨头周围（图5−14），使得术中难以分辨髋臼和增生，以及股骨头之间的界线。术前正侧位X线片和CT（图5−15，图5−16）有助于判断增生的界线，为术中处理提供指导。

髋关节发生融合后不仅会带来髋关节局部的功能障碍和畸形，而且还会引发邻近关节，如对侧髋关节、膝关节、脊柱的疼痛和功能受损。

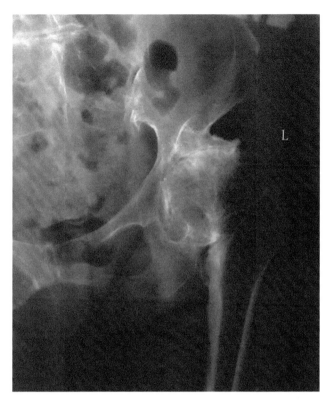

图5-14 髋关节正位X线片（股骨头和周围增生骨质融合一体）

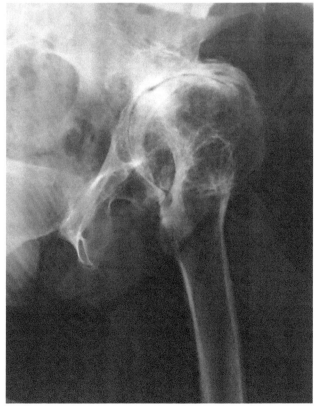

图5-15 侧位X线片（股骨头增生部分包绕整个股骨头）

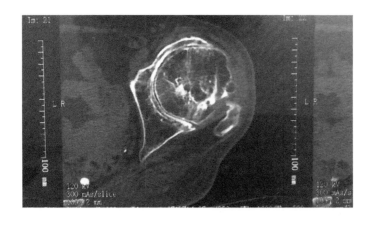

图5-16 CT显示增生部分和
正常髋臼的界线及增生范围

以AS患者为例，其脊柱畸形主要见于胸腰段后凸畸形，导致腰椎前凸减小甚至丧失，患者出现俯屈体位以缓解疼痛，造成生活时坐、立、卧位，以及行走时的诸多不便，同时矢状面躯干的身体重心（center of mass，COM）发生下移和前移。为了保证身体的平衡，人体就必须动用代偿机制来进行调整，骨盆在矢状面即会通过后倾发挥其代偿作用，髋臼前倾角度随之增大，同时伴有髋关节的过伸、膝关节的屈曲，以及距小腿（踝）关节的跖屈。但是随着髋关节自身的纤维融合，甚至骨性融合改变，这种代偿更多地发生在其邻近关节，随之而来的就是下腰椎、同侧膝关节和对侧髋膝关节的应力过于集中，继而发生退行性改变而导致临床症状的出现。有研究称，髋关节融合角度超过屈曲25°、外展0°、外旋5°，或伴下肢不等长在2cm以上即可能增加下腰背痛、股四头肌无力及步态异常的发生率。

目前来看，全髋关节置换术是治疗融合髋的有效手段，其主要的手术指征包括疼痛、功能活动和姿势受限、严重畸形，以及邻近大关节（如下腰椎及膝关节）的疼痛症状。在很多髋关节纤维融合性改变的病例中，患髋仍然存在较为严重的疼痛症状，而一旦已经发生骨性融合，则疼痛症状消失，代之为各种复杂的髋关节畸形，手术重建的难度往往更大。术中往往需要仔细清除周围增生骨赘，反复多次地清除髋臼和股骨侧的增生骨质，显露出真正的髋臼边缘和股骨近端完整的髓腔形态，避免显露不清，盲目操作，造成正常结构的损伤。在清除骨赘过程中，结合使用骨刀、cobe等工具有利于比较安全地去除增生骨赘（图5-17）。术中需要耐心细致地清除髋关节周围大量骨赘（图5-18），髋关节周围大量骨赘可造成机械性阻挡，关节囊紧张，所以清除骨赘也是软组织松解和手术成功必备的过程。

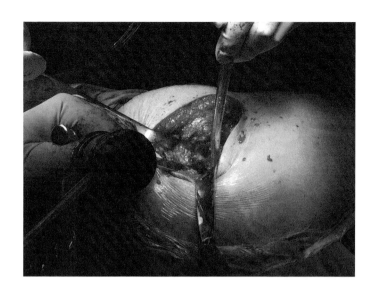

图5-17　术中使用骨刀、cobe等工具去除增生骨赘

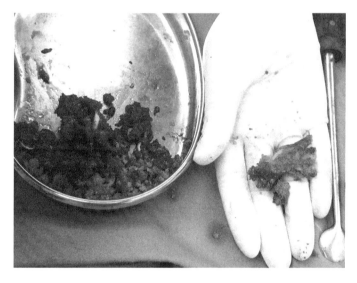

图5-18　术中清理出的大量增生骨赘

很多融合髋患者的一个重要特点就是发病年龄轻，常常会在早期发生关节融合并伴骨质疏松和软组织挛缩，因此，可以适当放宽THA的年龄限制。虽然THA处理融合髋在技术上颇具挑战性，而且在术后功能方面还要逊于其他类型疾病的THA术后效果，但就假体生存率和患者满意程度而言还是比较理想的，特别是对于年龄相对较轻的患者。

鉴于对髋关节融合患者施行THA的技术难度，其围术期管理就显得极为关键，总结起来主要包括以下几个方面。①尽管融合髋患者的全身表现并不十分显著，但长期的大关节融合和软组织挛缩可能造成患者生活自理能力的明显下降，同时多数炎性关节炎患者长期服用NSAID、免疫抑制药，甚至糖皮质激素，骨结核患者长期服用抗结核药，均可能引发一系列合并症，如切口愈合不良、泌尿系感染、肺部感染、应激性溃疡、压疮、肝肾功能受损及神经炎等。因此，围术期对于患者的筛查、宣教、医疗干预特别是护理工作尤为关键。例如，术前检查就必须包括对患侧髋关节活动性感染的筛查、常规影像学和实验室检查，必要时需要同位素扫描予以除外。一般来讲，融合髋患者由于软组织张力较高，术后脱位的概率并不高。但是很多患者由于合并严重的骨盆过伸畸形，而使髋臼的前倾角和外展角呈现过大的趋势，同时可能伴有股骨前倾过大，即发生位置性前脱位的概率上升。因此，术后应特别注意控制患者的外展-外旋动作，尤其是术中关节前部行广泛松解的患者。②很多AS患者合并有胸廓扩张受限、颈强直及腰椎融合改变，因此，在麻醉方式的选择和术中管理方面存在特殊的要求。一般主张采用气管内插管全身麻醉，必要时采用经鼻或纤维支气管镜协助插管。由于该类手术一般时间较长，患者的限制性通气功能障碍也要求对患者的气道管理和氧合水平引起足够的重视。③预计出血量较大，特别是一期双侧置换者，很多患者需要采用骨水泥来固定假体。因此，要求在控制性降压的同时做好自体血回吸收和异体血输血的准备。

大量文献证明，THA应用于融合髋在手术过程中存在很多技术上的重点和难点。

第一，术前模板测量至关重要。协助术者充分了解患者的畸形位置和角度，提前准备好所需假体，包括固定方式、号码、偏心距及是否需要组配式或翻修假体等，从而为术中手术入路的选择、截骨角度和长度，以及肢体长度的控制提供设计依据，同时应根据患者的具体情况决定双侧同时置换还是分期置换。对于手术融合髋还应准备好内固定物取出所需手术工具，该类患者由于一般融合年龄较早，发生解剖畸形和肢体不等长的概率更高。完全的骨性融合往往是由于既往幼年时的陈旧感染、结核、AS等原因。手术过程中关键是辨认股骨颈的位置，避免截开股骨颈的同时造成髋臼前后壁损伤，或者造成大粗隆的骨折。这就需要在截开股骨颈的过程中，不要求一步到位，尤其对于融合在畸形位置的髋关节（图5-19），在比较安全的区域有限截开，然后再辨别清楚大粗隆的解剖位置和结构后进行修整股骨近端。完全骨性融合的髋关节往往显露困难，但仔细观察术前X线片，在股骨头和髋臼侧之间仍存在隐约间隙（图5-20），术中可以发现这个间隙是残留的部分髋臼窝内的脂肪组织，因此经常被用来判断髋臼真正的位置和深度。髋臼侧一般是在辨别髋臼窝的方向后，使用最小号髋臼锉打磨，找到髋臼的位置并确认后，再判断前后壁的具体位置和厚度，进行逐渐加大型号地打磨，直到合适大小为止。

第二，该类患者常常合并严重的骨质疏松。在行髋关节脱位、复位及旋转下肢时应避免暴力，以免发生股骨干骨折。磨锉髋臼时也应控制磨锉力度和深度以避免因过度磨锉而影响关节张力和肢体长度。完成髋臼骨床的磨锉后可于臼底植入取自自体股骨头或髋臼锉内的自体骨松质。

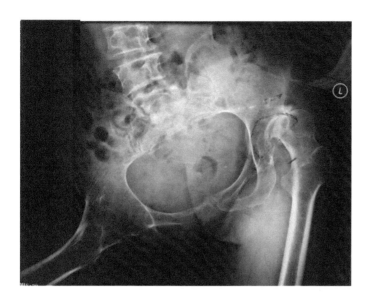

图5-19 右侧髋关节在畸形位置融合
截断股骨颈时要注意截骨方向，避免损伤髋臼和大粗隆等结构

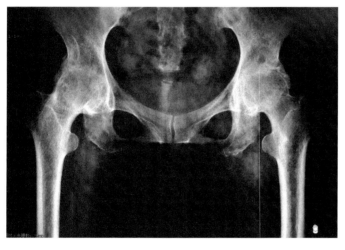

图5-20 完全融合的髋关节
术前X线片，隐约可以看到股骨头和髋臼之间的界线

　　第三，手术入路的选择需兼顾关节ROM、畸形位置和角度及术者的习惯。对于合并严重屈髋外旋畸形的患者，可以考虑直接采用前外侧入路，简化对于股骨颈的显露和截骨；如果选择后外侧切口，一般需使切口偏前，一旦发现外旋畸形大粗隆妨碍髋臼显露，可以通过扩大股外侧肌起点和臀中肌止点之间的间隙显露部分前关节囊，完成第一次股骨颈截骨和前关节囊松解。

　　第四，骨性融合髋的显露。应用传统的单次截骨方法，很有可能伤及髋臼壁或大粗隆。因此，很多学者推荐采用大粗隆截骨入路或股骨颈二次截骨法来完成。髋臼显露的困难主要见于融合髋，即寻找原始关节面的位置。一般可以借助卵圆窝处残留的关节软骨或脂肪组织作为关节线的标志，必要时还可以通过术中X线片进行定位。

　　第五，外展肌功能的恢复。很多学者均强调影响融合髋THA术后功能最重要的因素就是术中臀中肌的功能状态，但其实无论是在术前还是术中希望能够确切掌握臀中肌的功能状态都是非常困难的，如术前肌肉活检和肌电图检查的帮助都不大。很多学者均建议采用大粗隆截骨入路改善显露，同时有利于对薄弱的臀中肌进行保护。术后特别强调外展肌功能锻炼的意义，很多患者在THA术后多年仍然需要扶拐行走，提示该类患者外展肌肌力的正常化的确需要一段相当长的时间。

第六，假体选择的原则和临床疗效。早期的很多研究都证明了骨水泥型假体对于融合髋患者具有良好的长期疗效，但近年来的文献报道都是以生物固定型假体为主流。一般来讲，融合髋患者的年龄特点是选择生物固定型假体的主要理由，但是必须要考虑到融合髋患者局部的解剖特点，特别是在股骨侧。患者股骨近端常常会发生骨量丢失，即大量骨松质的丢失和骨皮质的变薄，髓腔形态更加接近于直立且狭窄，且这种骨质疏松的程度随病情的演进日益加重。因此，依赖近端相对膨大的非骨水泥型假体获得近端的生物学固定在理论上存在风险，同时股骨干部劈裂的风险也会随之增加。但已经有不少学者尝试采用非骨水泥型THA治疗，中短期的临床结果尚令人满意，未见到假体提前松动的趋势。

第七，术中对于关节稳定性的控制。我们知道，影响THA术后脱位最重要的两大技术因素就是假体放置的位置和软组织张力。毫无疑问，融合髋患者的软组织由于长期的挛缩而存在张力过大的问题，很多髋关节在术中假体复位的过程中都会因软组织紧张存在困难，甚至存在假体周围骨折的风险。但是也要充分认识到骨盆畸形对于臼杯实际放置角度的影响。Tang等在2000年的临床研究中就指出，骨盆过伸（后倾）现象在AS患者中颇为常见，容易造成假体位置安装的错误，从而导致术后前脱位。Tang等利用CT扫描数据进行计算机三维重建模拟了15例AS患者的骨盆倾斜角度和臼杯的位置关系。臼杯采用两种方式置入，即按照解剖位置入（模拟真实手术）和按照功能位置入（代偿骨盆的倾斜）。结果发现如果忽略骨盆的倾斜（20°以上）将会导致臼杯前倾角超过30°，外展角超过55°。而处于倾斜55°位置的骨盆，如以20°前倾和45°外展角置入臼杯则会有一半以上的面积露于宿主骨之外。作者的结论是对于骨盆倾斜畸形严重的AS患者（超过20°），倾斜度每增加10°，臼杯的前倾角和外展角就应该降低5°。还有研究指出，骨盆倾斜角度每改变1°，臼杯前倾角和外展角应调整0.5°~0.7°。因此，术中完成假体试模的置入后应充分测试各方向的活动度，以确定有无脱位趋势及软组织张力，并除外是否存在髋关节撞击的位点，必要时可以考虑使用组配式假体来调整股骨近端的前倾角。

第八，双下肢长度的控制。纠正双下肢不等长对于满足AS手术的期望和改善功能至关重要。但是考虑到很多融合髋患者下腰和下肢大关节存在长期的融合改变和软组织挛缩，骨盆倾斜严重，THA术后双下肢长度如果完全恢复正常可能会加重下腰症状，同时还要考虑到肢体延长后牵拉神经的影响。一般来说，THA手术肢体延长不应超过4cm，必要时可以考虑术中采用神经监测装置。

第九，异位骨化问题。早在1976年，Resnick等就已经关注了AS在手术后发生再强直的问题。很多学者都纷纷报道了融合髋患者在关节置换术后异位骨化的高发生率，其中术前关节强直和既往手术史就是异位骨化的高危因素，而与假体固定方式并无关联性。因此，术前应向具有上述高危因素的患者充分交代术后ROM下降甚至再融合可能。目前多数学者均主张常规采用NSAID预防THA术后异位骨化形成，其临床效果也早已被随访研究所证实。

总之，对于髋关节发生融合的患者应用THA可以有效改善患者的功能水平、畸形状态，以及邻近大关节的疼痛症状，但是在围术期的管理和手术细节方面都存在极为严格的要求，发生手术相关并发症的概率较高。因此，要求术者应充分了解融合髋患者的病情演变和生物力学机制，结合患者的年龄、解剖特点和功能要求选择合理的手术方案和整体治疗康复方案，使患者在症状缓解、功能改善，以及假体的长期生存方面得到很好的平衡。

（张　亮）

参考文献

Aderinto J, Lulu OB, Backstein DJ, et al. 2012. Functional results and complications following conversion of hip fusion to total hip replacement. J Bone Joint Surg Br, 94(11 Suppl A):36–41.

Bhan S, Eachempati KK, Malhotra R, 2008. Primary cementless total hip arthroplasty for bony ankylosis in patients with ankylosing spondylitis. J Arthroplasty, 23:859 – 866.

Bonin SJ, Eltoukhy MA, Hodge WA, et al. 2012. Conversion of fused hip to total hip arthroplasty with presurgical and postsurgical gait studies. J Arthroplasty, 27(3):493.e9–12.

Boyle MJ, Frampton CM, Crawford HA, 2012. Early results of total hip arthroplasty in patients with developmental dysplasia of the hip compared with patients with osteoarthritis. J Arthroplasty, 27(3):386–390.

Braun J, vandenBerg R, Baraliakos X, et al. 2011. 2010 update of the ASAS/EULAR recommendations for the management of ankylosing spondylitis. Ann Rheum Dis, 70(6):896–904.

Fernandez–Fairen M, Murcia–Maz ó n A, Torres A, et al. 2011. Is total hip arthroplasty after hip arthrodesis as good as primary arthroplasty? Clin Orthop Relat Res, 469(7):1971–1983.

Garland A, Gordon M, Garellick G, et al. 2017. Risk of early mortality after cemented compared with cementless total hip arthroplasty: a nationwide matched cohort study. Bone Joint J, 99–B(1):37–43.

Idulhaq M, Park KS, Diwanji SR, et al. 2010. Total hip arthroplasty for treatment of fused hip with 90 degrees flexion deformity. J Arthroplasty, 25(3):498.e5–9.

Jain S, Giannoudis PV, 2013. Arthrodesis of the hip and conversion to total hip arthroplasty: a systematic review. J Arthroplasty, 28(9):1596–1602.

Kiyama T, Naito M, Shinoda T, et al. 2010. Hip abductor strengths after total hip arthroplasty via the lateral and posterolateral approaches. J Arthroplasty, 25(1):76-80.

Meneghini RM, Elston AS, Chen AF,et al. 2017. Direct Anterior Approach: Risk Factor for Early Femoral Failure of Cementless Total Hip Arthroplasty: A Multicenter Study. J Bone Joint Surg Am, 99(2):99-105.

Nunley RM, Zhu J, Clohisy JC, et al. 2011. Aspirin decreases heterotopic ossification after hip resurfacing. Clin Orthop Relat Res, 469(6):1614-1620.

Peterson ED, Nemanich JP, Altenburg A, et al. 2009. Hip arthroplasty after previous arthrodesis. Clin Orthop Relat Res, 467(11):2880-2885.

Petis S, Howard JL, Lanting BL, et al. 2015. Surgical approach in primary total hip arthroplasty: anatomy, technique and clinical outcomes. Can J Surg, 58(2):128-139.

Richards CJ, Duncan CP, 2011. Conversion of hip arthrodesis to total hip arthroplasty: survivorship and clinical outcome. J Arthroplasty, 26(3):409-413.

Rutz E, Schäer D, Valderrabano V, 2009. Total hip arthroplasty after hip joint ankylosis. J Orthop Sci, 14(6):727-731.

Tang WM, Chiu KY, Kwan MF, et al. 2007. Sagittal pelvic mal-rotation and positioning of the acetabular component in total hip arthroplasty: Three-dimensional computer model analysis. J Orthop Res, 25(6):766-771.

Thilak J, Panakkal JJ, Kim TY, et al. 2015. Risk Factors of Heterotopic Ossification Following Total Hip Arthroplasty in Patients With Ankylosing Spondylitis. J Arthroplasty, 30(12):2304-2307.

Toossi N, Adeli B, Timperley AJ, et al. 2013. Acetabular components in total hip arthroplasty: is there evidence that cementless fixation is better? J Bone Joint Surg Am, 95(2):168-174.

Whitehouse MR, Duncan CP, 2013. Conversion of hip fusion to total hip replacement: technique and results. Bone Joint J,95-B(11 Suppl A):114-119.

Woodward LJ, Kam PC, 2009. Ankylosing spondylitis: recent developments and anaesthetic implications. Anaesthesia, 64(5):540-548.

第三节　创伤后髋关节炎

本书要点
- 陈旧性髋关节周围骨折是复杂高难度髋关节置换之一。
- 关节活动度、瘢痕的严重程度和内固定是否阻挡，明显影响手术难度。
- 术后的功能康复非常重要。

　　髋关节周围骨折主要包括髋臼骨折和股骨近端骨折，后者又包括股骨颈骨折、股骨粗隆间骨折（包括粗隆下骨折），这3种骨折是目前临床上极为常见的骨盆和下肢骨折。随着社会人口老龄化和交通事故频发的趋势日益显著，国内外上述骨折的发生率正呈现不断上升的趋势。尽管围绕骨折分型、治疗方法选择、疗效评估，以及预后判断等方面的研究逐步深入，使得治疗的成功率显著提高，但确有相当比例的病例无论是经过初期积极的非手术治疗或手术治疗，预后均不理想而需要后续治疗。全髋关节置换术正是处理上述初期治疗失败的陈旧性髋关节周围骨折病例的理想治疗选择。本节内容旨在探讨THA治疗髋臼骨折、股骨近端骨折和股骨粗隆间骨折的手术指征、假体选择、手术技术难点、围术期管理，以及并发症防治的要点，其中将介绍北京积水潭医院矫形骨科近20年在此领域内的若干临床经验。

一、陈旧性股骨颈骨折

股骨颈骨折是最为常见的股骨近端骨折。根据患者年龄、全身状况，以及局部骨折角度和移位程度，骨折的初期治疗往往会采取闭合复位及牵引治疗、闭合复位及内固定治疗，以及一期关节置换。然而经前两种治疗方法后往往仍有一定比例的患者因骨不连或畸形愈合，以及继发股骨头缺血性坏死而需要二期THA治疗。

与新鲜股骨颈骨折不同的是，对于陈旧性股骨颈骨折病例首选THA，除非是高龄（一般在80岁以上）且内科合并症复杂的患者，可以考虑采用单极股骨头置换或双极股骨头置换术，股骨柄一般使用骨水泥固定。THA的假体选择标准主要依据患者的骨质强度，髋臼侧一般以生物固定型臼杯为主，股骨侧应参照股骨近端的解剖形态和骨质疏松程度。

陈旧性股骨颈骨折采用THA治疗的技术难点包括软组织张力调节、双下肢长度控制，以及原有内固定物的影响。

陈旧性股骨颈骨折病例存在多种导致术后髋关节不稳定的高危因素，如高龄、既往创伤和（或）手术史、髋臼和股骨侧的严重骨质疏松等。术者应特别控制骨松质的磨损深度，以避免发生软组织张力过低而发生关节脱位。建议在THA术前进行假体模板测量。

陈旧性股骨颈骨折行THA在肢体长度的矫正上不易把握，其主要原因如下。①失用性骨质疏松和创伤后髋臼负重区重塑容易导致髋臼过度磨锉，髋臼假体上移，X线片显示为患侧旋转中心位置较健侧向内上移位，使得关节松弛，肢体短缩。②股骨侧由于原始骨折线累及股骨距，植入股骨柄时为获得初始稳定性，常需将股骨柄低位打入，从而影响了关节张力和肢体长度。

陈旧性股骨颈骨折原有的内固定物会对二期THA带来以下影响。内固定物周围会出现明显的硬化带，一些情况下髓腔内广泛硬化失去髓腔的正常形态（图5-21），股骨开髓、髓腔磨锉，以及假体置入过程中均存在硬化带区域骨折的风险。此外硬化带的存在可影响到假体置入的角度，即可能导致股骨柄的内翻或外翻。处理股骨侧时要避免由于股骨近端骨质硬化容易造成开髓方向失误，必要时摄X线片确认位置防止假体内翻位放置（图5-22）。前者会导致假体远端股骨外侧皮质及股骨距的应力集中，是THA术后大腿痛的原因之一，后者可导致假体周围骨折。因此，建议应在处理股骨髓腔之前预先去除硬化带。

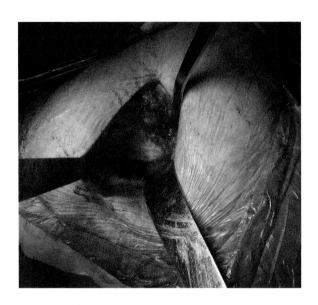

图5-21 术中显示封闭的股骨髓腔

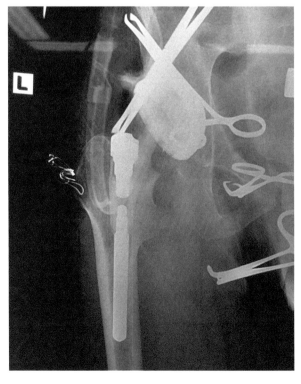

图5-22 术中X线片显示股骨柄内翻放置

使用骨水泥型股骨柄时应注意避免骨水泥沿针道溢出。溢出的骨水泥一方面可能损伤周围的血管神经，另一方面会影响骨水泥的加压和假体的固定。因此，应在取出原有内固定后及时处理残留针道，一般采用自体股骨头的碎屑骨或骨蜡封堵钉孔。

二、陈旧性股骨粗隆间骨折

由于股骨粗隆间区域血供丰富，软组织条件良好，骨折后愈合的概率远高于关节内股骨颈骨折。目前对于新鲜股骨粗隆间骨折主张采用手术切开复位内固定治疗（open reduction and internal fixation，ORIF），包括髓外固定系统，如加压滑动鹅头钉（richard钉）和动力髋螺钉（dynami chip screw，DHS）；髓内固定系统，如Gamma钉和股骨近端髓内钉（proximal femoral nail，PFN）等。文献报道，股骨粗隆间骨折行内固定的失败率在6%~32%，其中DHS固定的骨不连率为10%~30%。而全部粗隆间骨折中有35%~40%的病例为伴有内后方骨皮质移位的不稳定骨折，发生骨不连的概率更高。即使骨折愈合，也常因继发髋关节内翻、旋转和短缩畸形，以及股骨头缺血性坏死进而影响关节功能。

一般来讲，股骨粗隆间骨折内固定失败后的挽救措施应首选再次内固定治疗，特别是对于年龄相对年轻或年龄较大但无明显基础疾病、髋臼侧软骨无明显损伤或病变、股骨近端骨量尚可且粉碎性骨折或移位程度较低，以及未合并股骨头缺血性坏死的患者。

内固定失败后股骨假体类型的选择将会受到患者整体健康状况和局部因素的影响，包括股骨近端骨缺损、畸形愈合，以及骨质疏松等因素。由于绝大部分该类患者属于内科合并症复杂且术后功能要求较低的高龄患者，可以考虑采用单极或双极人工股骨头置换术，可减少术中出血量及手术时间，有效降低术后关节脱位率，中短期临床随访结果满意。髋关节陈旧性骨折的患者往往有一次或多次手术病史，根据具体骨折部位，手术入路会有所区别，但多数患者的手术瘢痕较大，软组织挛缩严重，明显增加了全髋关节置换手术的难度。我们常规选择后外侧入路进行髋关节置换手术，如果原来手术切口在10年以上，一般可以忽略原手术切口的位置；如果既往手术时间不长，则需要考虑原切口的位置，进行适当调整，避免发生切口愈合不良等问题（图5-23）。

目前文献中报道的人工关节置换假体以骨水泥型假体为主（特别是双极股骨头假体），原因包括患者高龄、骨质疏松严重、手术过程相对简单，以及术后允许患者早期下地活动，短期随访结果满意，但是也应估计到骨水泥单体反应对于高龄患者的影响及骨水泥溢出问题。既往内固定物（如加压钢板及髓内针）遗留的孔道则会造成骨水泥的溢出从而影响其加压固定效果。因此，术中需要提前做好封堵骨水泥的准备，包括使用自体骨松质栓或骨蜡。

近年来，部分学者开始尝试采用生物固定柄进行重建。由于粗隆部骨折、骨缺损，以及股骨近端骨质疏松严重，选用常规非骨水泥近端固定型假体结合植骨重建往往需要较长时间的卧床及保护性负重，其髓内固定的可靠程度也值得怀疑，因此很少有人使用。长柄远端固定型假体避免了股骨近端复杂的骨质重建，有利于粗隆部骨痂形成，同时可有助于降低术中股骨近端骨折的发生率，缩短手术时间，减少出血量，对于高龄患者术中稳定和术后康复尤为重要。此外，该型钛制假体由于其近端直径较小，弹性较好，理论上有助于降低股骨近端的应力遮挡；其长度上的优势则体现在可以穿过既往内固定物遗留的骨皮质缺损及固定孔洞，从而拮抗其所引发的应力抬升效应。

近年来，多篇研究报道采用非骨水泥型组配式股骨柄处理内固定失败的股骨粗隆间骨折，短期疗效满意。该类型假体包括Depuy公司S-Rom、LINK公司MP及Zimmer公司Revitan等，其优势在于通过压配固定的方法在股骨干部获得稳定固定，以桥接股骨近端的骨不连、畸形愈合或骨缺损区域。

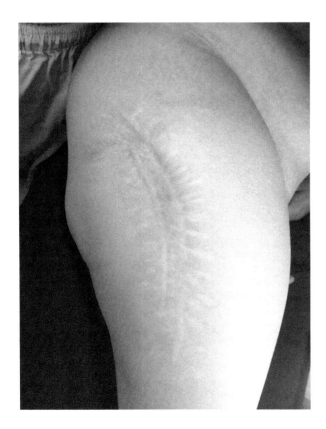

图5-23　**多次手术后的多个手术瘢痕**

对于内固定失败的股骨粗隆间骨折病例行关节置换术，除了上述对患者整体健康状况的评估和管理以外，往往还需要面对一系列技术性问题，包括深部感染、内固定物取出（常存在钢板及螺钉折断现象）、软组织松解及张力调节（股骨近端软组织瘢痕往往十分严重，并可能与血管神经发生粘连，术中预期出血量较大）、关节脱位或不稳定、大粗隆骨折及骨不连、股骨近端骨缺损重建，以及下肢不等长等（图5-24～图5-26）。

一旦决定采用关节置换术，首先要除外感染引起内固定失败的可能。有必要在术前完善相关化验及影像学检查，白细胞计数、红细胞沉降率及C反应蛋白均是提示关节深部感染的非特异性指标，最终确诊有赖于术中冰冻切片的病理检查。如确认为深部活动性感染，则应取出内固定物，充分灌洗引流，局部置入抗生素珠链或间隔物配合静脉抗生素应用，直至局部感染完全得到控制。从理论上讲，股骨粗隆间骨折作为一种关节外骨折在术后即使发生感染也一般局限于关节囊外，通过积极的清创和重新内固定配合全身抗生素治疗一般都可以保留股骨头，恢复关节功能。但某些延伸至关节囊内的骨折及DHS对于股骨头的切割作用，可使感染向关节内蔓延，这时的处理方法包括彻底清创、取出原有内固定物、关节内置入抗生素骨水泥链珠或间隔物，配合静脉抗生素应用。一般认为，采用抗生素骨水泥间隔物的临床效果更加理想。对于关节毁损严重病例，待感染控制满意后可以考虑行二期全髋关节置换术。

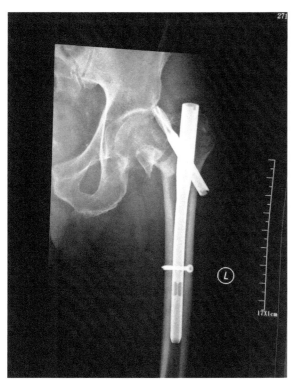

图5-24　内固定失败的粗隆间骨折正位X线片

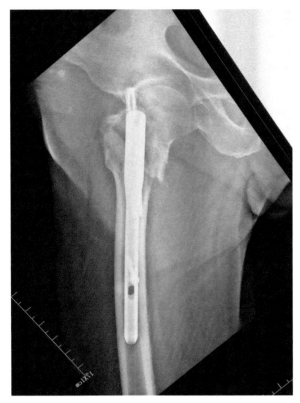

图5-25　内固定失败的粗隆间骨折侧位X线片

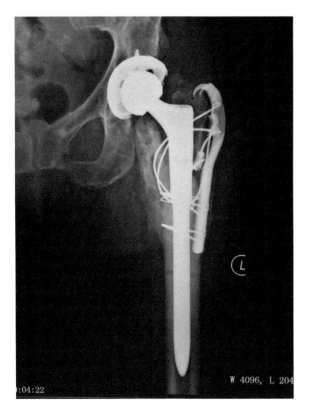

图5-26　使用钢板、钢缆固定大粗隆（术后2年随访X线片）

122

陈旧性股骨粗隆间骨折病例中有相当一部分会累及大小粗隆。大粗隆骨不连将直接影响外展肌肌力进而使得软组织张力不足，脱位危险增加；大小粗隆的骨不连甚至缺损使得关节置换术中对于股骨假体置入深度和角度的判断造成了一定的困难。因此，在假体置入时应充分借助残存的骨性标志判断股骨柄的打入深度和前倾角，在假体试模复位时应充分判断关节活动度和有无脱位趋势。采用直径32mm球头的双极人工股骨头置换术后脱位率较低，而采用28mm球头的全髋关节置换术的脱位率相对较高。关节置换术后脱位与众多因素有关，如假体角度、头颈比、球头直径、骨性撞击，以及软组织张力等。因此，对于脱位的预防应注意以下几点，即臼杯偏水平位放置、尽量选择大直径球头、保留及修复关节囊，以及恢复外展肌张力等，甚至必要时牺牲肢体等长，适当增加关节的紧张度以提高其稳定性。对于某些复发性脱位的高龄患者可以考虑采用限制性内衬翻修。

大粗隆骨折是术中最为常见的并发症之一，总结其原因包括严重骨质疏松、骨不连或愈合不良、股骨近端外侧皮质钢板残留孔洞引发的应力抬升作用（stress riser），以及钢板取出后局部骨质强度进一步降低等。大粗隆骨不连或术中劈裂将不可避免地累及外展肌功能，进而增加术后脱位危险并累及步态。少数患者术后可于大粗隆水平出现不适感，其原因包括大粗隆骨不连、大粗隆滑囊炎及原有内固定物的影响。关节置换术中预防大粗隆骨折是手术成功的关键之一。有学者推荐在脱位髋关节之前完成加压钢板的螺钉取出，再于股骨颈截骨后取下拉力螺钉，这样可在缩短手术时间的同时降低大粗隆骨折的风险。关节置换术中和术后大粗隆骨折的处理方法包括拉力螺钉固定、特殊环扎钢缆捆扎或大粗隆钢板固定，同时调整外展肌张力以利于术后步态的恢复及提高关节的稳定性。

三、陈旧性髋臼骨折

近年来随着交通及工伤事故的增多及人口老龄化，髋臼骨折的发生率呈现逐年上升的趋势。围绕髋臼骨折分型、治疗方法选择、疗效评估，以及预后判断等方面的研究逐步深入，使得治疗的成功率显著提高。然而某些特定类型的髋臼骨折无论初期采用何种治疗方法，其预后均可能很不理想。如部分髋臼骨折病例经初期切开复位内固定治疗，继发创伤性关节炎和股骨头缺血性坏死的发生率可分别高达30%和40%。THA作为一种相对成熟的治疗手段，无论从缓解疼痛、纠正畸形，还是改善步态、提高生活质量而言，都具有较高的临床实用性和确切的疗效。

髋臼骨折后创伤性关节炎或股骨头坏死的典型表现包括局部疼痛或牵涉痛、步态改变及关节活动受限。物理检查应注意下肢短缩、手术切口瘢痕、关节挛缩或僵直及下肢神经血管损伤等问题。髋臼骨折合并神经损伤的发生率为10%~13%。术前一旦存在神经损伤表现，则术中轻微的坐骨神经损伤即可能导致术后足下垂，这是由于已遭受创伤打击的周围神经对于二次损伤具有高度的敏感性，即二次挤压综合征。

根据Judet等提出的"生物力学柱"概念，可将髋臼分成臼顶和上缘、后柱和后缘、前柱和前缘，以及内侧壁4部分。常规影像学检查包括骨盆正侧位X线片、闭孔斜位X线片(显示前柱和后壁畸形)和髂骨翼位片(显示后柱和前壁畸形)。CT扫描是观察髋臼骨不连、关节内外骨折、内固定物位置及其与髂血管关系的理想方法，特别是三维CT重建有助于评价骨缺损、异位骨化及骨盆整体解剖结构的改变。

髋臼骨折分型不仅对于骨折初期的治疗具有重要指导意义，而且对于后期的THA也同样不可或缺。目前广泛采用Letournel-Judet分类系统，旨在明确骨折的确切位置和范围，以便采取正确的显露、复位和固定技术。

髋臼骨折行THA的主要适应证是髋关节的疼痛及严重功能障碍。髋臼骨折经手术治疗后行THA可能面临异位骨化、瘢痕组织增生、内固定物阻挡或隐性感染等问题，而骨折初期采取非手术治疗，后期THA可能受到骨缺损、骨不连或骨折畸形愈合的影响。髋臼骨折移位压缩及瘢痕填充、既往手术切除碎骨块及THA术中去除血供不良骨质均可导致骨缺损。

髋臼骨折相关医源性神经损伤常与选择后方和外侧扩大入路有关，因其涉及对坐骨神经的直接显露和牵拉，因此，建议必要时采用前方入路或改良Hardinge入路以缩小对关节后方的切除范围。某些特殊病例需暴露髋臼后柱，应在重建骨性结构或取出内固定物前充分显露坐骨神经的相应节段。此外，术中还应注意一系列细节性问题，包括瘢痕组织的处理、患者体位的摆放、牵开器的放置、对牵拉力量的控制等。坐骨神经损伤的治疗包括应用足踝支具、药物和物理治疗。

初期经过切开复位和内固定的髋臼骨折病例，在二期行THA前，应根据影像学检查评估原有内固定物的固定效果，从而为术中处理做好准备。如钢板螺钉的非结构支撑性部分自髋臼内突出影响到髋臼磨锉，可在不损伤后柱结构一体化的前提下用磨钻进行清理。当术中在髋臼内直视后柱钢板或在磨锉髋臼时接触到钢板螺钉，可利用其判断骨盆表面是否完好，尽量予以原位保留。若此后需采取其他入路，如翻修术，这些内固定物仍可以作为判定正常骨盆表面的标志，保证大量切除复发性异位骨化不致对髋臼造成毁灭性的破坏。强行取出全部钢板螺钉可能导致神经损伤、手术时间延长及失血量增加等并发症。既往手术遗留的内固定对关节置换手术有一定影响（图5-27），原则上不妨碍关节置换的内固定可以保留，如髋臼后壁骨折的钢板（图5-28），如果钢板或者螺钉影响髋臼磨锉和假体安放，则只需要取出影响的部分钢板螺钉即可（图5-29）。股骨侧的内固定往往需要完全取出，取出的同时注意避免造成股骨骨质的进一步缺损，保持股骨整体完整性非常重要。

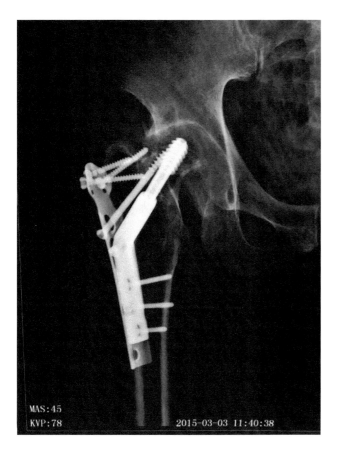

图5-27　X线片显示既往手术遗留的钢板螺钉

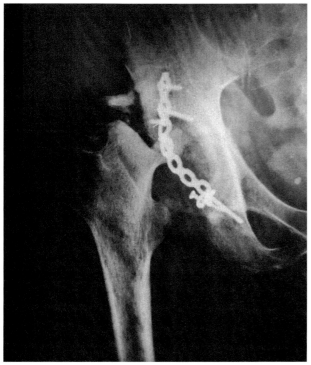

图5-28　X线片显示髋臼后壁骨折后的钢板螺钉

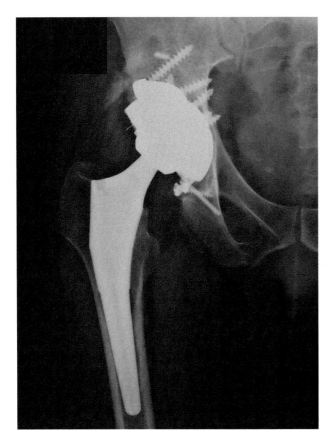

图5-29 保留部分钢板螺钉行髋关节置换手术

髋臼骨折行THA发生异位骨化以术后约3个月最为明显，其主要原因目前还尚未明确，但存在多种相关危险因素，如由髂骨外侧壁对臀肌进行剥离、多次手术、T形骨折，及胸腹合并损伤。影响关节活动度的异位骨化应予以手术切除，术前应综合分析其确切分布、最佳手术入路及术后预防措施。如异位骨化仅附着于髋关节囊而未扩展到髋关节肌群或股骨头时，切除就会相当成功。与此相反，异位骨化可由股骨头颈呈辐射状浸润至髋关节周围肌肉，产生贯穿股骨近端至骨盆的骨性条索，甚至由髂嵴延伸至股骨远侧干骺端，导致该侧髋膝关节同时强直。手术切除困难很大，术后复发的概率也相当高，应注意保护粘连的血管神经，兼顾髋关节软组织平衡。预计术中出血量相当大，应做好输血及血液回收的准备。术后可应用放射治疗和非甾体类药物（如吲哚美辛）进行预防。

（张　亮）

参考文献

Archibeck MJ, Carothers JT, Tripuraneni KR, et al. 2013. Total hip arthroplasty after failed internal fixation of proximal femoral fractures. J Arthroplasty, 28(1):168–171.

Butterwick D, Papp S, Gofton W, et al. 2015. Acetabular fractures in the elderly: evaluation and management. J Bone Joint Surg Am, 97(9):758–768.

Cheng SY, Levy AR, Lefaivre KA, et al. 2011. Geographic trends in incidence of hip fractures: a comprehensive literature review. Osteoporos Int, 22(10):2575–2586.

Daurka JS, Pastides PS, Lewis A, et al. 2014. Acetabular fractures in patients aged > 55 years: a systematic review of the literature. Bone Joint J, 96–B(2):157–163.

De Bellis UG, Legnani C, Calori GM, 2014. Acute total hip replacement for acetabular fractures: a systematic review of the literature. Injury, 45(2):356–361.

Hartholt KA, Oudshoorn C, Zielinski SM, et al. 2011. The epidemic of hip fractures: are we on the right track? PLoS One, 6(7):e22227.

Hedbeck CJ, Enocson A, Lapidus G, et al. 2011. Comparison of bipolar hemiarthroplasty with total hip arthroplasty for displaced femoral neck fractures: a concise four–year follow–up of a randomized trial. J Bone Joint Surg Am, 93(5):445–450.

Liu JJ, Shan LC, Deng BY, et al. 2014. Reason and treatment of failure of proximal femoral nail antirotation internal fixation for femoral intertrochanteric fractures of senile patients. Genet Mol Res, 13(3):5949–5956.

Makridis KG, Obakponovwe O, Bobak P, et al. 2014. Total hip arthroplasty after acetabular fracture: incidence of complications, reoperation rates and functional outcomes: evidence today. J Arthroplasty, 29(10):1983–1990.

Matsushita M, 2015. Hip Fracture Epidemiology, Management and Liaison Service. Prevention of the secondary hip fractures utilizing the regional post–referral treatment plan. Clin Calcium, 25(4):545–550.

Mihalko WM, Wimmer MA, Pacione CA, et al. 2014. How have alternative bearings and modularity affected revision rates in total hip arthroplasty? Clin Orthop Relat Res, 472(12):3747–3758.

Miller BJ, Callaghan JJ, Cram P, et al. 2014. Changing trends in the treatment of femoral neck fractures: a review of the american board of orthopaedic surgery database. J Bone Joint Surg Am, 96(17):e149.

Mortazavi SM, R Greenky M, Bican O, et al. 2012. Total hip arthroplasty after prior surgical treatment of hip fracture is it always challenging? J Arthroplasty, 27(1):31–36.

Pui CM, Bostrom MP, Westrich GH, et al. 2013. Increased complication rate following conversion total hip arthroplasty after cephalomedullary fixation for intertrochanteric hip fractures: a multi–center study. J Arthroplasty, 28(8 Suppl):45–57.

Sassoon A, D'Apuzzo M, Sems S, et al. 2013. Total hip arthroplasty for femoral neck fracture: comparing in–hospital mortality, complications, and disposition to an elective patient population. J Arthroplasty, 28(9):1659–1662.

Schmidt–Rohlfing B, Heussen N, Knobe M, et al. 2013. Reoperation rate after internal fixation of intertrochanteric femur fractures with the percutaneous compression plate: what are the risk factors? J Bone Joint Surg Am, 77:1058–1064.

Shi X, Zhou Z, Yang J, et al. 2015. Total Hip Arthroplasty Using Non–Modular Cementless Long–

Stem Distal Fixation for Salvage of Failed Internal Fixation of Intertrochanteric Fracture. J Arthroplasty,30(11):1999–2003.

Spence D, DiMauro JP, Miller PE, et al. 2016. Osteonecrosis After Femoral Neck Fractures in Children and Adolescents: Analysis of Risk Factors. J Pediatr Orthop, 36(2):111–116.

Srivastav S, Mittal V, Agarwal S, 2008. Total hip arthroplasty following failed fixation of proximal hip fractures. Indian J Orthop, 42(3):279–286.

Thakur RR, Deshmukh AJ, Goyal A, et al. 2011. Management of failed trochanteric fracture fixation with cementless modular hip arthroplasty using a distally fixing stem. J Arthroplasty, 26(3):398–403.

Yang Z, Liu H, Xie X,et al. 2015. Total Hip Arthroplasty for Failed Internal Fixation After Femoral Neck Fracture Versus That for Acute Displaced Femoral Neck Fracture: A Comparative Study. J Arthroplasty, 30(8):1378–1383.